U0189588

你要不要

Help For Your
Nearest People

和我聊聊

[丹麦] 伊尔斯·桑德　著
Ilse Sand

陈淑娴　译

中国科学技术出版社
·北京·

HELP FOR YOUR NEAREST PEOPLE by ILSE SAND
Copyright © 2022 ILSE SAND
This edition arranged with ILSE SAND
through BIG APPLE AGENCY, LABUAN, MALAYSIA.
Simplified Chinese edition copyright:
2024 China Science and Technology Press Co., Ltd.
All rights reserved.
北京市版权局著作权合同登记 图字：01-2024-0617。

图书在版编目（CIP）数据

你要不要和我聊聊 /（丹）伊尔斯·桑德
（Ilse Sand）著；陈淑娴译 . — 北京：中国科学技术
出版社，2024.8
　书名原文：Help for your nearest people
　ISBN 978-7-5236-0662-9

Ⅰ . ①你… Ⅱ . ①伊… ②陈… Ⅲ . ①精神疗法
Ⅳ . ① R493

中国国家版本馆 CIP 数据核字（2024）第 078190 号

策划编辑	赵　嵘　伏　玥	执行策划	伏　玥
责任编辑	刘　畅	版式设计	蚂蚁设计
封面设计	东合社	责任印制	李晓霖
责任校对	邓雪梅		

出　　版	中国科学技术出版社
发　　行	中国科学技术出版社有限公司
地　　址	北京市海淀区中关村南大街 16 号
邮　　编	100081
发行电话	010-62173865
传　　真	010-62173081
网　　址	http://www.cspbooks.com.cn

开　　本	880mm×1230mm　1/32
字　　数	104 千字
印　　张	6.25
版　　次	2024 年 8 月第 1 版
印　　次	2024 年 8 月第 1 次印刷
印　　刷	大厂回族自治县彩虹印刷有限公司
书　　号	ISBN 978-7-5236-0662-9 / R·3249
定　　价	59.80 元

（凡购买本社图书，如有缺页、倒页、脱页者，本社销售中心负责调换）

本书的目标读者是想通过会谈更好地帮助他人的群体，以及想进一步了解心理学和自我的群体。

可能你的家人、朋友或者同事正经历困境，你如何在不让对方难堪的前提下提供帮助？如何建立亲密的对话？如何增强会谈的短期和长期效果？

本书语言通俗易懂、案例丰富，任何对心理学感兴趣的人都能从中获益。

本书第一部分阐述了如何使用简单的心理治疗方法。例如：你将学到如何使用新的思维方式，以更真诚的方式探讨问题；或者当事情的发展超出你的计划时，你能将注意力转向谈话突破口。你将了解到解决焦虑的多种观点和建议，以及如何使用空椅子疗法开展富有成效的对话。总的来说，当你疲于倾听同样的问题或者想找到一个谈话突破口的时候，你可以通过本书学习如何改变与对方互动的方式。

借助这些方法，你将提高帮助他人的能力，更为精准地给予他人帮助，并且让你或对方在对沉重的话题感到厌倦之前，使会谈产生不一样的效果。

你也可以使用本书介绍的大多数方法，建立对个人生活更清晰的认知。如果使用书中罗列的问题审视自己，或者应用书中建议的训练，那么你将提高自我洞察力，并且可能更有勇气表达自己真实的想法。

本书第二部分是关于作为帮助者你如何避免可能遇到的"陷阱"，包括过于热心、冷漠或者基于不恰当的动机给予帮助。另外，本部分也阐述了帮助者如何适当地保护自己。如果你在获取所需方面始终保持谨慎，那么你就会增加从帮助他人中获得快乐的可能性，这种快乐甚至会长期存在。同时，你不用在某些领域浪费自己宝贵的精力，因为你的帮助对象能很好地独自解决问题。

本书的观点源于我多年的教育和经验。我接受了多种方式的心理治疗培训，并从中选择了一些易于操作的方法介绍给大家。

在各种各样的心理治疗方法中，一些方法只适用于专业的心理治疗师或者心理学家，另一些方法则可以成功地用于心理治疗以外的场景，例如帮助朋友、服务他人、治愈家人或自我治疗。本书提供的训练正是针对后者。

你可以从头到尾完整地阅读本书，或者在你想尝试一些与你的帮助对象相处的新方法时，将本书当作参考书或者灵感来源。

我希望你能从书中获益，对你自己以及你的帮助对象有所帮助。你将会找到在新的环境下为他人提供帮助的勇气，让你从帮助他人这个过程中体验到更多快乐和有意义的时刻。

伊尔斯·桑德

写于斯科泽巴克（Skåde Bakker）[1]

---

[1]　斯科泽巴克位于丹麦第二大城市奥胡斯市。——译者注

CONTENTS

目录

绪论 让帮助带来改变、宽慰或清晰的思绪 … 001

O_{NE} ^{PART} 1

针对非专业人士的有效方法

第一章 提出富有成效的问题 … 015

第二章 使用间歇和镜像效应放慢会谈节奏 … 030

第三章 展示共情和认可 … 042

第四章 作为帮助者表现的积极程度 … 053

第五章 注意对方的羞耻感 … 061

第六章 专注于对方的人生信条 … 070

第七章 使用空椅子疗法产生意识 … 086

第八章 写信可以慰藉心灵和发人深省 … 099

第九章 专注于你与对方之间所发生的事 … 109

第十章 了解你的焦虑 … 124

第十一章 指导他人应对焦虑 … 136

T PART WO 2

作为帮助者遇到的挑战和陷阱

第十二章 你是否帮过头了 … 155

第十三章 你是否难以对他人说不 … 163

第十四章 你是否不敢施以援手 … 175

第十五章 关心你自己 … 181

后记 世界需要你的帮助 … 191

绪论
让帮助带来改变、宽慰或清晰的思绪

最强烈、最持久的快乐之一源于帮助他人。我记得第一次体验到帮助他人的快乐是七岁时在丹麦约灵市 ❶ 参观的斗牛展上。我与表弟一起观看斗牛，表弟因为买不到他心爱的红喇叭，一直在哭。我掏了掏所有口袋，翻出所有钱，算了一下，刚好有 10 便士。我便买了一个红喇叭送给表弟，我为此感到自豪。今天，50 多年过去了，表弟快乐地吹着喇叭的声音依然在我耳边回响，我每次回想这件往事的时候，嘴角都能扬起一抹微笑。

你可能也曾以某种方式帮助他人，这件事会在你的生活中投下一束光芒。回忆历历在目，时常让你感到莫大的快

---

❶ 约灵市（Hjorring）是丹麦王国的一个自治市，位于日德兰半岛东北部，东临奥尔堡湾，属北日德兰大区，面积 972.34 平方千米，人口约 6.5 万（2018 年）。——译者注

乐。帮助他人的快乐可能埋藏在你的意识深处，犹如无声的喜悦，而你会在某些时刻唤醒这种无声的喜悦，以平衡生活中的挫败感。

本书的内容是如何通过会谈帮助他人。若能成功帮助他人，你会获得莫大的快乐。然而，我曾倾听几个小时试图帮助他人，但最终没有达到我想要的效果。结果，我只是感到越发疲惫和不快。

帮助他人不一定总会产生积极的改变。相反，有些时候帮助他人反而强化了本应该改变的不良模式。另外，有些时候帮助他人仅带来短暂的快乐，长期来看，无法产生任何作用。

你将情绪宣泄出来，并从倾听者身上感知到这些情绪，从短期来看是一大解脱。然而，如果情况仅是如此，那么它就不一定会带来改变。它甚至可能导致情绪宣泄者对倾听者产生依赖。

下面我将分享一个例子，来说明帮助者是怎样使帮助对象安于现状，使对方没有对难以处理的情况承担责任或者采取任何行动。我举的例子源于个人生活，但本质上——提供帮助的人宁愿做一个"被动的接收器"，而不是引导对方承担起自己的人生责任——这样的情景也有可能出现在职场中。

塞西莉的丈夫汉斯工作很辛苦，当他回到家时，通常感到很沮丧。塞西莉察觉到丈夫不开心，日复一日，她耐心地倾听丈夫的抱怨。同时，塞西莉感到自责，因为她有时希望丈夫不要回家，这样他就不会向她抱怨一切。

对于汉斯来说，塞西莉的耐心倾听和支持是他宣泄情绪的"阀门"，这样他就可以继续忍耐工作上的不愉快。因此，汉斯无须离开他的舒适圈，也不去寻求专业人士的帮助，并且没想过换一份工作。最终，汉斯得过且过，每天回到家将所有不良情绪宣泄到塞西莉身上。就这样，汉斯没有正视自己的问题，没有意识到自己需要做出改变。

不幸的是，像塞西莉这样花费大量的精力帮助他人，却没有产生必要的改变的案例不是个案。每当我主导或者开展心理治疗的时候，我经常遇到帮助者最终成为"情绪排泄阀"的情况，帮助者阻止了痛苦进一步发展到帮助对象应该做出必要改变的那一刻。这是令人遗憾的事，这个世界需要帮助者不再浪费他们的精力，而是将精力以正确的方式用在对的地方。

如何使用本书

本书展示的几个方法可以促进严谨、可控的会谈。当这些会谈用于心理治疗以外的场景时，不能代替日常谈话。如果在与他人的会谈中一直使用这些方法，那么会谈就不再是自发行为。使用这些方法的目的是，当你发现正常的亲密交谈无法带来快乐、毫无意义或者无法实现目标时，你可以借助本书的方法改进会谈。

在会谈中多大限度地使用这些方法，完全取决于在真实情景中你能否自然地使用这些方法。你可以在会谈中花两分钟使用其中一个方法，然后继续像平常一样交谈。

本书介绍的某些方法大多起到支持性的作用，例如：倾听、镜像效应和认可。这些方法适用于任何人、任何情景。

其他方法有助于进一步探讨，需要经过多个流程，例如：借助人生信条、使用空椅子疗法、写信任务和专注于非语言沟通。另外，还有一些建议，例如：让你的帮助对象沉默几分钟，感受你们之间的连接，这样的训练可以瞬间释放出一直回避的忧伤和压抑的感觉。

如果使用更具影响力的方法，那你需要思考使用的时机。帮助对象是否有能力处理精神上和情绪上的问题？帮助对象是否正在换工作？是否处于离婚中？是否有正面临搬家等类似的情况？这些情况并非提新建议和激发自我意识的好时机。

熟能生巧

通过交规考试并不代表你能够开车上路，同理，读完本书不代表你已经学会使用书上的方法。你需要通过训练掌握这些方法。我强烈建议你先试用这些方法，并熟悉它们的使用流程。

如果你能找到伙伴一起训练，那么效果会更好。也许你可以组织一个两人或两人以上的读书会，在读书会上成员之间训练和使用这些方法。小组也可以以讨论会的形式进行。你在讨论会上分享使用这些方法的经验，并思考哪位成员更适合使用哪些方法。几个人聚在一起讨论重要的事情是非常有意义的。

有效利用训练

本书的一些章节给出了训练的建议。以自身训练的经验为切入点向帮助对象介绍一种训练方式是一个不错的方法，你要介绍你从训练中获得了什么好处，或者其他人如何在类似的情景中通过训练摆脱了困境。如果一个新事物没有带来预期的积极作用，就没有人愿意去尝试它。

当你向你的帮助对象介绍一项训练的潜在优点时，你可以观察对方在目标和方向上与你的意见是否一致。例如：对方是否愿意正视焦虑，有改进行动的能力？对方是否更想专注于积极的事情？没有一个共同的方向，你们的沟通将会一团糟。

在日常谈话中，你突然建议对方开始一项训练可能会有些唐突。当我在一个非专业的场景建议对方训练的时候，我会说："当你谈到你在工作中的困境时，我想起了一项训练。在我遇到困难，想寻找清晰的方向时，我经常使用该训练，你想知道我是如何做的吗？"

什么时候需要专业人士的介入

如果你的帮助对象出现心理危机情况，你就要分析对方是否存在自杀风险，这是很重要的。当人出现心理危机中的典型征兆，包括精神不集中、失眠、食欲不振或者暴饮暴食时，我会询问对方三个问题，从而判断他在多大程度上出现心理危机。如果对方处于心理危机之中，我将评估其自杀的风险。我一般以这样的问题开头："当人在苦苦挣扎的时候，就比如你现在的情况，偶尔会想如果自己消失的话会更轻松一些，有这样的想法是很自然的。你有时会这样想吗？"如果对方有这样的想法，我会继续问，"你有时会想结束生命吗？"下一个问题是："你有想过怎样做吗？"

如果帮助对象偶尔希望通过自杀获得内心的安宁，这样的想法并不危险，也很正常。对于第三个问题"你有想过怎样做吗？"，大多数人的回答是考虑到亲人，不会真正采取行动。如果对方有想过自杀，但没有想过如何做，那么情况就不算紧急。反之，如果他有考虑过结束生命的具体行动，那么你需要立即做出反应。

如果你认为你所帮助的对象存在自杀风险，那么带他去见经验丰富的心理治疗师或者心理医生是有必要的，或者考虑联系自杀预防中心。如果你未能成功带他见心理专家，那么我建议你联系自杀预防中心或者寻求专业人士的意见和指导，了解作为亲人或者帮助者应该如何做，以及在这种情况下如何照顾好自己。

如果帮助对象处于心理危机之中，没有能力调整自己并做出改变，在这种情况下，对方最需要的是关心和支持。如果他存在自杀风险，就需要有人陪在他的身边，并提供专业的帮助。

需要专业人士介入的其他原因

如果你的帮助对象存在严重的人格障碍，例如：边缘型人格障碍，或者如精神分裂症等严重的精神障碍，或者经历了重大的创伤，你最好向对方推荐经过正规训练，科班出身且接受行业定期监督的心理治疗师或者心理医生。对方在接受如倾听、镜像效应和认可等专业治疗时，你也可以提供帮助。本书前两章着重阐述了这方面的内容。

有时候，你能为帮助对象提供的最大的帮助是向对方推荐心理医生。如果你感到帮助他人存在困难，你可以寻找受过良好培训的其他帮助者，为对方提供针对性的治疗。你给予的帮助可以是介绍心理医生或者介绍好的治疗方法。

现在，你剩下的任务是成为最佳帮助者或者唯一的帮助者，因为你的帮助对象无法获得其他人的帮助或者没有勇气寻求其他人的帮助。然而，最重要的是他获得了帮助。

不要害怕提供不专业的帮助

有些人害怕与人亲密，几乎不敢询问对方为何焦虑。当他们遇到朋友出现焦虑的情况时，会将朋友带去做心理治疗。这样的做法通常是高估了心理治疗师或心理医生的作用，也低估了普通人提供帮助的能力。

在日常生活的问题上，例如：忧伤、恐惧、羞耻，以及与人际关系有关的问题等，有时候普通人才是最佳帮助者。事实上，相较于专业人士，普通人有众多优势：

- 普通人可以提供帮助的时间不限于一周一小时。
- 普通人了解被帮助者的家庭和生活环境，比专业人士更能看清问题与原因之间的联系。毕竟，专业人士与被帮助者仅有短暂的互动。

- 普通人可以提供身体上的安慰，例如按摩、安抚和拥抱。
- 普通人可以给予深度的关爱，而爱是我们所知的最强大的治疗力量。
- 普通人可能有丰富的生活经验，并与被帮助者感情基础牢固，有着深厚的友谊，这是一位刚执业的年轻心理治疗师或心理医生无法比拟的。

然而，选择专业人士也有其他原因。除了专业人士可以提供更为有效的治疗方法，他们还会对客户病情保密并保持中立的态度，有时这是一大优势。

接下来，你将了解针对非专业人士的有效方法。

PART 1

O̲NE 1

针对非专业人士的
有效方法

如果你尝试帮助他人，花了几个小时倾听，但你给予的帮助并没有让对方心情变好，那么是时候采取一些不同的方法了。

在第一部分，你将了解到开展新会谈的一些建议和观点，这能为你和帮助对象之间的会谈带来新的思路和方向。

第一章
提出富有成效的问题

提出正确的问题远比获得正确的答案重要，因为问题能指引方向。一些问题的答案只有是或否，这种封闭式问题会很快将谈话引向结束，而一些开放式问题则更容易激发新的对话或观点。

选择恰当的时机

当你与他人进行私人会谈时，你自然会想腾出充足的时间，选择一个安静、祥和的环境。如果你喜欢与人面对面交谈并保持眼神接触，那么你应该知道不是所有人都喜欢这种交流方式。一些人更喜欢在做其他事情的时候（如开车或者散步）进行亲密的对话，因为这些人的自我意识更强，在谈到一些可能暴露个人脆弱的话题时会选择躲避眼神交流。

分享个人经历，让对方放松

"你好吗？"是开展私人会谈最自然的问题。然而，你的帮助对象可能不确定这是否只是寒暄，是否应该回答"挺好的，谢谢"，不确定你是否真的关心他。因此，如果你想以分享个人经历为切入点，你就应该说出清晰的意图。例如，你可以这样说：

> 你感觉良好对我来说很重要，我希望尽可能地帮助你。
>
> 我一直在想你最近怎么样了。
>
> 我担心你过得不好。
>
> 我注意到你神情忧伤，你想跟我聊一聊吗？
>
> 我很想知道你最近过得怎样。
>
> 听说你……（失业了、生病了、辍学了），我感到挺遗憾的。

一旦开始分享自己的经历，你将起到引导作用，展示出你有勇气打开心扉。如果对方开始向你倾诉，那你可以借助提问等方式鼓励他表达。一些问题可以起到事半功倍的作用，而一些问题会起到事倍功半的作用。

多提开放式问题，少提封闭式问题

在不同程度上，问题可以是开放式的，也可以是封闭式的。问题的答案越多，说明问题的开放程度越高。你可以提一些具体的问题，例如："你的业余兴趣爱好是什么？你工作开心吗？你的母亲最近怎样了？"然而，如果你的帮助对象不想聊这些焦点问题，那么这些问题可能会让对方感到不适。最糟糕的情况是，他可能感觉像是在被审问。

下面举一些开放式问题的例子：

你看上去心事重重，有什么烦恼吗？

你有心事吗？

你愿意分享你的故事和你的生活吗？

你有什么想跟我分享吗？

如果对方开始向你倾诉，你就可以鼓励他继续说："你可以再多说一些。"如果聊了一段时间，你不确定对方是否倾诉完，你可以说："我想了解更多。"或者"你还有其他要补充的吗？"这种提问可以重复使用。

如果你想了解对方是否幸福，你可以循序渐进，提出更为深入的问题，例如按以下顺序提问：

> 你过得怎么样了？
>
> 你感觉如何？
>
> 你的内心想法是怎样的？
>
> 你的内心深处有何感受？

在平常的会谈中，话题经常快速变化。如果你问："你感觉如何？"对方可能会说出两种感受，然后转向新的话题。借助持续提问的方法，你将有机会不断深挖话题。

询问具体情况

当我们泛泛而谈的时候，谈话双方会产生一定的隔阂，对话的内容无法深入个人层面。能触动我们心灵的对话是那些印象深刻的内容，为了让交谈直击心灵，我们需要探讨具体的人生经历。

如果你的帮助对象提到当父母很难的时候，你可以请对方具体描述当父母的难处。帮助对象可能羞愧地向你倾诉，有一天，她对自己八岁的女儿大吼大叫，并摔门而出，她在倾诉的时候会感受到当时愤怒、羞愧的复杂情绪，而你作为倾听者也会有情绪反应。你们的会谈会进入更为深入的层面，这样的会谈会产生不一样的效果。

描述具体情景的另一个好处是有助于你对帮助对象感同身受。比如，你的一位熟人跟你说她缺乏耐心。如果她没有举一个具体的例子，那你可能会想象她缺乏耐心是指无法独自等待，经常打扰别人。但如果你问她具体是什么问题，她的回答是，她的丈夫曾承诺改变自己，但她等了 15 年，她的丈夫依然没有任何行动。现在她已经难以再等待，那么问题显然就不一样了。

聚焦希望

通常，帮助者仅关心问题本身。我们接受的教育是，当某些事情行不通的时候，我们要找出问题所在，然后解决问题。但人是复杂的动物，不会只有一个原因导致其情绪跌宕起伏。当聚焦问题的时候，我们很容易陷入只见树木不见森林的境地。

许多人没有完全意识到自己的愿望和期盼，有时候人生活困难、举步维艰、毫无目标。因此，最好是先聚焦希望。如果你不知道你的帮助对象对生活的期盼，那么你很容易帮倒忙。你应该借助帮助对象的愿望指引方向，帮助他发现生活的希望是什么。例如：帮助对象是否想得到更深层次的内心安宁，过更有预见性、刺激和有意义的生活，工作上获得更大的成功，或者爱情更稳固。当对方知道自己内心深处的期盼时，他可以选择努力去实现这些期盼。或者对方可以放下原来的期盼，让自己的伤痛一笔勾销，并重新寻找机会。

我会快速地询问我的帮助对象并进行以下训练。我说："你设想一个理想的具体情景。生活在这个情景中，你会感到快乐和满足。"有些人会想象自己获得一个温暖和真挚的拥抱，有些人会说自己期盼的工作情景。

如果对方难以想象出来，你可以给予如下建议。

请想象一下：

你与其他人一起参加各种活动，并且生活过得很充实。

你的丈夫对你说，他这一辈子最感激的事情是娶到你。

你帮助了你的邻居，他对你的帮助表示感谢。

你参加了唱诗班的合唱。

从清晨到夜晚，你拥有一整天可自由支配的时间。

你的老板表扬你的工作完成得很出色。

你的妈妈温柔地抚摸你的头发。

你的同事寻求你的意见。

你携带野营装备，在大自然中无拘无束地骑自行车。

你的姐姐问你最近在为什么事情感到烦心。

充分想象对方可能倾诉的具体情景，提出一些建议。如果对方就你建议的一个或者多个情景感到快乐和满足，你就能更深入地了解他的期盼。

如果以上训练方法都行不通，有时候羡慕和嫉妒可以为你指引正确的方向。通常，人会嫉妒那些正在做他们想做且擅长的事情的人。如果帮助对象认为某些情景会激起他的嫉妒之心，那么这些情景就是他所期盼的。如果对方羡慕自己的姐姐获得了一份有意义的新工作，那么很可能他也渴望获得一份有意义的新工作。如果对方看到一对夫妻手牵手散步，心里产生一阵刺痛感，那么他很可能希望改善与爱人之间的关系。

当帮助对象找到了自己的愿望，你可以通过提问帮助他进一步探索内心深处："如果你能实现你的愿望，那该有多好啊。"愿望给他指引了新的方向，或者给予他勇气，去放弃一个无法实现的梦想。

聚焦希望可以化愤怒为行动或者悲伤

如果你的帮助对象正处于愤怒之中，那么将会谈的焦点从他或者其他人本应该做的事情转移到他本来希望发生的事情上，是一个不错的主意。如果他有明确的愿望，那么愿望能否实现也是明确的。如果你的帮助对象正处于愤怒状态，那么他可以化愤怒为行动，朝着目标努力前进。

如果帮助对象无法实现愿望，那么他的愤怒源于无望，这是他痛苦的根源。在这种情况下，最好是将愤怒化为悲伤，悲伤可以帮助你放弃一个在未来无法实现的愿望。

如果帮助对象不清楚他的愤怒源于什么期盼，那你可以帮助他猜测出来，说法如下。

我理解你正在经历一段很痛苦的时期。你大概是希望……

- 你的前任更努力地维系你们之间的爱情，而不是
离你而去。

- 你本该保住工作。

- 你的父亲还活着。

- 你的上司看到你的付出，认可你的工作。

如果对方的反应从愤怒转为忧伤，那你可以试着顺势提出更多有关期盼的问题，以稳住他的情绪。当想象越具体，他就会越发地陷入悲伤之中，并进一步放下愤怒。这时候，你可以提出适当的问题："你认为最好的情况会是什么样的？"例如："如果你的爸爸还在世，你认为最美好的事情是什么？"你可以换种方式继续问同样的问题："如果你的爸爸还在世，你最想做的事情是什么？"或者"如果你的爸爸还在世，你最感兴趣的是什么？"如果你想帮助对方完全沉浸在情绪之中，你最后可以说："种种情景在你的脑海里形成一幅幅的画面，你完全沉浸在这些情景之中。"

有些人会认为将对方弄哭不是善良之举，但大多数人故

作坚强，其实他们需要通过哭来释放情绪。因此，如果你的帮助对象最终哭出来了，那你很可能已经帮助他迈出了一大步。

有些人需要释放愤怒情绪，特别是他们倾向于将愤怒内化。然而，在人际关系中不恰当地发泄怒气可能导致无休止的争吵，这样愤怒有可能转为仇恨和痛苦。但悲伤不一样，悲伤是一个充满活力的过程，帮助者在此过程中将更容易应对悲伤。

如果会谈的结果是你的帮助对象更加关注自己的人生愿望，那会谈是非常有价值的。出现的各种困难可能会阻碍他实现目标，但谈论这些困难并无过错。然而，如果你与帮助对象交谈了较长一段时间，在此过程中你只是关注困难，那么对方会感到厌倦、疲惫，并且没有精力进行建设性的对话。如果出现这种情况，那么是时候将对话焦点从帮助对象遇到的困难转移到他的强项、好的品质，以及生活中好的方面上。

询问帮助对象的困难和长处

借助正确的问题，你可以在帮助对象的困难与长处之间来回切换。下面列出的一些问题可以将对方的注意力转移到他做得好的方面：

你是如何度过你人生中的困难时期的？

你运用了什么方法应对困难？

你是如何应对的？

是否存在没有出现困难的时候？

你什么时候心情最好？你做了什么事情使得心情最好？这些事情你可以做得更多，从而让自己保持好心情吗？

是什么原因使你最终避免走上犯罪道路、吸毒或者无家可归？

你的祖母喜欢的你是什么样子的？

列出过去人们对你的积极评价。

列出你已经克服的困难和已经解决的问题。

当我谈及对方的长处时，大多数人会变得心情愉快、更有活力。然而，有些人不喜欢说没让事情变得更糟糕是自己的功劳。这些人会说事情进展顺利有赖于他人（可能是好的老师或者体贴的祖母）的帮助。有时候，我要问好几遍，对方才能意识到自己是具备勇气、意志力、创造力和智慧的。

如果你想了解你的帮助对象是否正在尝试克服困难，你可以问：

> 是什么事情阻碍了你的好心情？
>
> 你没有最终实现愿望的原因是什么？
>
> 你心情不好的原因是什么？

这些问题可以将关注焦点转移到障碍物上，并且弄清楚障碍物是很重要的。通常，寻求帮助的人会开始思考障碍物是什么。然而，承受精神痛苦的人的内心犹如有一种离心力，吞噬了所有的注意力，使其忘记曾有过的愉快经历。作为一名帮助者，要谨记，除了谈及帮助对象所遇到的痛苦，也要谈及对方感到积极、快乐的事情。这有助于改善帮助对象的心情、激发活力，特别是在帮助对象感到疲倦和悲伤的时候。

与困难保持一定距离

谈论困难的另一种方式是让帮助对象暂时远离困难。这是一个特别好的方法，如果你的帮助对象一直被困难干扰，几乎不堪重负，那你很难保证对方在情绪稳定的情况下谈论所遇到的困难。你可以通过以下提问让对方与困难保持距离：

- 设想一下，几个月过去了，夏天来了，你漫步在沙滩上。这时候，当你回想起你遇到的困难时，你的脑海里会想到什么？
- 设想以下场景：如果一个你认识的人遇到与你相同的困难，你想给他什么建议？
- 设想一下，你遇到的困难已经解决了。但这个困难占据了你生活太多的时间，你接下来会想做哪些你还没来得及做的事情？

最后一个问题可以包括一些对方现在已经开始做的事情，讲述这些事情对他是有好处的，能给他带来积极的改变。

本章要点：提富有成效的问题

当你开启一场对话，最好提开放式问题，只有这样你的帮助对象才能畅所欲言，向你倾诉对他来说最重要的事。

询问具体情况。具体情况增加了你对你的帮助对象就你谈及的事情感同身受的机会。具体的例子也能让对方更了解他自己的情绪。

聚焦希望。这是你了解对方所思所想以及对方言行根源的关键。最重要的一点是，他清楚知道自己的期盼。

亲密的会谈容易使交谈双方最后仅关注困难本身。比如一个小孩伤了膝盖，许多人难以将注意力放在膝盖疼痛以外的事情上。如果你将关注的焦点从困难转移到对方的长处，你就可以活跃对话的气氛，使双方放松畅谈。更重要的是，这种方法可以引导会谈结束，并让帮助对象拥有自我价值感，感受到被尊重。

第二章
使用间歇和镜像效应放慢会谈节奏

上一章我们阐述了如何提出富有成效的问题，本章我们将探讨如何对你得到的回答做出回应。

一般情况下，会谈会从一个话题跳到另一个话题，犹如松鼠从一根树枝跳到另一根树枝上。通常情况下，当你提出一个问题后，另一个人会迅速开始回答，甚至在他有机会结束对话前就将话题转换了。

作为一名倾听者，你很容易在交谈的过程中提及有关自己的事情。然而，如果你希望你的帮助对象完全投入到会谈中，那他需要不断畅所欲言，这样他才能不断增进对他自己的认识，以至于完全敞开心扉。

在你的帮助对象敞开心扉、接纳自己的过程中，你应该扮演"培育者"的角色。你要帮助对方不偏离主题,缓慢前进,只有这样他才会不断深挖细节,完全投入发现自我价值中,而不至于将话题匆忙地一带而过。换言之,你需要放缓会谈的速度,提高会谈的严谨度。

在这个过程中,你可以使用间歇和慢节奏、沉默和镜像效应等方法。作为一名心理治疗师,我频繁地使用这些方法,有时在长达一个小时的心理治疗中集中使用。当在心理治疗以外的场景开展会谈时,你可以仅花几分钟,按顺序短暂地使用这些方法。使用这些方法应遵循自然、不做作的原则。如果你训练自己使用这些方法,那你将形成自己的风格。

通过间歇和慢节奏确保话题的深度

如果你想获得一个彻底且有深度的会谈,最重要的是放慢节奏。也就是说,每次只谈论一个话题。话题的重点不在于数量,而在于深度。会谈的时候慢慢来,不着急,确保间歇。切勿让你的帮助对象受不了你的密集发问,否则你最终将帮倒忙。针对此情况你有三种方法。

第一种方法是，你可以准备一些属于你自己的放慢会谈节奏的好话术。以下是一些我使用的句子：

- 请稍等一会，我需要跟上你的节奏。
- 请再说一遍。
- 请不要转换话题。我们先深呼吸，然后思考一下你刚才所说的。
- 让我们放慢节奏，深入探讨一下这个话题。
- 请稍等，我要先消化一下你刚才说的内容。
- 我听得出你还有很多事情想跟我分享。但是，我们最好深入探讨一个话题，而不是匆忙地聊完几个话题。因此，你先冷静地思考一会，然后选一个你最关注的话题。

第二种方法是如果你难以在会谈中途打断对方，或者你担心打断对方，他会认为你没有礼貌，那么你可以在会谈前征求对方的意见，让他理解你在交谈的过程中可能会打断他说话。例如，你可以说："在我们的会谈中途，我可能会打断你的讲话，希望你不要介意。"你也可以让对方知道，在会谈中途打断他人说话是不礼貌和不愉快的，例如你可以说："如果你介意我中途打断你说话，那实在很抱歉。然而，作为一名合格的倾听者，我会在有需要的情况下让我们之间的对话缓一缓。"

第三种方法更为简单。你可以借机上洗手间，去车上拿东西或者去厨房倒杯水。乍一看，第三种方法最容易操作且不会很唐突。有时候，离开会谈的地方几分钟，回来再继续谈话，确实能让会谈焕发生机。然而，在亲密会谈中途离开也会产生不良的影响：制造单独思考的空间没有促使会谈双方更深入地探讨话题，反而破坏了双方的亲密关系。特别是会谈一方借机看手机或者远离原来的会谈地点。

富有成效的间歇指的是，间歇让你的帮助对象充分领会你所谈论的内容，他能感受到在与你交谈的过程中对言语、肢体语言等一切的情绪反应。

尽管作为帮助者你唯一能做的事情是让对方不要着急、放慢节奏，但是这样足以帮助对方从会谈中获得新的认知和不一样的体会，这是平常他单靠自己无法做到的。

一起沉默

我的帮助对象经常对我说，会谈最有效的时间段是我俩坐在一起保持沉默的那两分钟。因此，我通常会停下来，提议沉默一会儿。

有些人喜欢更长时间的间歇，他们需要时间冷静下来。如果你的帮助对象是一位大忙人，或者很健谈，那他可能不太喜欢沉默，你最好先使用简短的间歇，然后循序渐进，让对方习惯你的会谈节奏。双方一起保持沉默，会让说话语速快的人感到不适。

你可能会认为保持沉默很容易，就跟在家里自己训练一样，但事实上，当对方与你一起会谈的时候，会谈的重点是给对方机会表达他自己。然而，与对方坐在一起保持沉默，跟你在家里安静地坐着完全是两回事。如果你们坐在一起，偶尔有眼神接触，这会产生强烈的效果。制造一些静谧时刻确实可以帮助对方认识到他自己新的一面。

镜像效应

镜像效应 ❶ 是一个简单却能带来巨大效果的方法。我们通常较难控制会谈的进展和节奏，但借助镜像效应，我们可以做事更有把握。

你需要抛开自发行为，按照镜像效应的指引进行会谈。刚开始使用镜像效应时，你会感到有些矫揉造作，然而，经过足够的训练，你会发现你能更自如地使用镜像效应。

镜像效应的一大优势是放慢谈话的节奏，让倾诉者和倾听者都能适时地跟上会谈的节奏。你可以通过复述听到的内容来训练自己使用镜像效应。例如以下的对话。

---

❶ 镜像效应指的是在自我意识心理学中，人们把别人对自己的态度当作一面镜子，照出自己的形象，并由此形成自我概念的印象。文中指的是在会谈过程中记忆并复述倾诉者说的话，放慢谈话节奏的方法。——编者注

安妮：上周五，我回到父母家，我的父亲坐在扶手椅上，他看上去既劳累又伤心。我走过去给他一个拥抱，但他毫无反应，好像我是透明人似的。

帮助者：你是说你上周五回到家，你的父亲坐在扶手椅上，看上去既劳累又伤心。你给他一个拥抱，但他毫无反应。

安妮：是的，然后我走去厨房，问我的妈妈发生了什么事。她躲避我，一开始我感到生气，但后来我看到她在哭泣。

帮助者：你走到厨房，问你的妈妈。她躲避你，你感到生气，但后来你看到她在哭泣。

安妮：对，妈妈的眼泪深深地触动了我，我想给她一个拥抱，但她走开并说道："爸爸生病了，站在这里哭有什么用，什么也帮不了，我要想办法去解决。"

帮助者：你内心受到触动，想去拥抱你的妈妈，但她走开并说你的父亲生病了，哭是解决不了问题的，她要想办法解决问题。

使用镜像效应后，你可以检查：我获得了什么重要信息，或者遗漏了什么内容？镜像效应看上去非常简单，但实际操作起来是不容易的，需要经过训练才能运用自如。通常容易出错的地方是，倾诉者说的内容过多，倾听者无法准确记住所有信息并进行复述。因此，作为倾听者，你必须中途打断对方，将信息切分为适当的句段，以便你准确记忆和复述。

从倾听到复述的转变始于中途打断对方。之后，你可以通过下述方式展开新的对话：

- 请稍等，我想确认我是否正确理解了你说的话。

  你是说……

- 你说的是真的吗，你说……

- 那给我的印象是……

- 我感到惊讶，事情竟然是……

- 我有没有理解错了，你说的是……

- 你确实经历了……

- 那真的很不容易，正如你说的，感觉……

当你使用镜像效应时，你不需要按原有语句的顺序进行复述。这样做的好处是，你可以删除填充词或者缩写句子，仅复述最重要的信息。

作为一名倾听者，你很可能想在复述的时候有些创造性，尝试使用其他词语，认为这样会更好。然而，你在复述时使用相似的词语是非常重要的，尽管这样做像鹦鹉学舌。你每次加一个新词意味着你在解释，而你的解释很可能涉及更多自己的事情，而不是倾诉者的事情。当你坚持使用相似的词语时，你会让倾诉者与作为见证者的你一起沿着会谈的主线走，而没有因你的观点或者评价改变会谈的主线。

当使用镜像效应之初的较长一段时间内，你可能会觉得这种方法有些矫揉造作，然而，只要反复训练，你就可以将镜像效应与会谈无缝衔接。经过充分的训练，这种方法就会成为你的第二天性，你将有能力在回答各种问题时交替使用此种方法，或者在平常的亲密会谈中灵活运用它。例如，你听到你认为特别重要的内容或者你需要放慢会谈节奏时，你便会自然而然地使用镜像效应。

镜像效应看似微不足道，但可以增加会谈新的深度和带来有趣的洞察。你使用几乎同样的语言复述倾诉者的话，但这些话是从你口中说出来的。你的帮助对象看着你的眼睛，听着你复述他说的话，脑海里会思考你是否理解了他说的内容，是否认同他说的故事。如果你是在理解和认同的前提下使用镜像效应，那么帮助对象会感到更为放松，因为他知道自己倾诉的内容以及他的感受得到了理解和认同。当帮助对象越感到可以坦然地做自己，他就会变得越强大，也就越有可能尝试自己去解决一些问题。

当倾诉者反复诉说同样的内容时，镜像效应就会显得特别有效。在谈话之初，倾诉者不确定你是否真正理解他，但如果你使用镜像效应，他就会知道你已经理解了他说的话，这样就可以避免倾诉者反复诉说同样的事，也有助于倾诉者输出新的内容。

当你熟练掌握镜像效应的方法时，你可以交替使用镜像效应的"简化版本"，也就是说，你可以只复述关键词或者单独句子。如果你使用镜像效应有一段时间了，那你可以建议倾诉者和你一起坐着沉默一分钟，然后继续使用镜像效应。

本章要点：使用间歇和镜像效应，放慢会谈节奏

通常，间歇后会产生高质量的深度对话，另外，间歇给予了会谈双方缓冲的时间去体会自己的感受和会谈的过程。

在几分钟的静谧时光里，会谈双方坐在一起，偶尔会有眼神接触。这是非常宝贵的机会，将为会谈注入新的活力。

镜像效应让倾诉者知道，你正在专注地倾听他诉说的内容。另外，镜像效应明显放慢了会谈的节奏，这对你来说是一大优势，因为你想透彻地了解倾诉者所说的内容。

第三章
展示共情和认可

　　作为一名帮助者，你很容易将重心放在如何使帮助对象做出改变，让对方心情变好上。极其重要的一点是，你能理解和认可帮助对象，让他有勇气面对一切。你的帮助对象需要坚固的土壤，使其可以脚踏实地。他要明白，这不是他的错，并且他可以获得别人的认可。如果感受到被看见、被认可、被接纳，那么他将有勇气去体验和学习新的事物。

共情

　　共情是指你设身处地地体验帮助对象的处境。当你尝试体会对方所感知的情景时，你会产生共情。然而，重要的是，如果你只是出现在对方面前，并尝试体会他的感受，就不足以达到共情的境界。

共情可以不通过言语来表达。如果你坐在帮助对象面前，你的面部表情、呼吸和肢体语言与他一致，那么你就能和他产生共情。如果你需要用言语来表达，那你可以告诉对方你对他的感受有何想法。例如，你可以说："你真的很不容易啊。"你可以跟随自己的思路去感知和猜测。就算有时候你猜错了，大多数人也会感到开心，因为你努力与其建立情感连接，这样对方会有更多机会倾诉更多内容。

当你想用言语来表达共情时，基本的模式是："一定……"，下面给出了一些例子：

苏茜：我正在计划旅行。

帮助者：那一定很好玩。

苏茜：相比好玩，我更多的是感到兴奋。计划旅行让我很紧张，我不喜欢坐太多次飞机。

或者是这样的例子。

汉斯：我不确定我的婚姻是否能维持下去。

帮助者：在这样的婚姻关系中，一定让人感到煎熬。

汉斯：是的（眼含泪花）。

你可以用同样的方法训练自己感知或猜测帮助对象的感受，通过训练实现情感共鸣。你的回应与对方倾诉的内容相一致时，即产生情感共鸣。这意味着你通过面部表情、肢体语言和语气语调回应对方的情感。相比语言，你的声音和面部表情更能捕捉到对方的感受或心情，因此对方能发现你意识到了他的现实问题，在某种程度上，这属于感受或心情的一部分。通过只言片语向你的倾诉者表达情感共鸣，将有助于肯定对方的情感经历。在最好的情况下，对方将认为自己的性格得到了他人的完全认可。

共情也可以仅由声音来传达。共情最重要的不在于你所说的话，而在于你在进行镜像效应时身体的其他表现形式。

在前一个例子中，如果汉斯回答"事实上，也不全是坏事"，而不是回答"是的"，发生这种情况可能有两个原因：一个可能是帮助者在使用镜像效应时，说的内容更多的是关于帮助者自己的感受，而不是复述汉斯的话；另一个可能是帮助者接收到汉斯自己都没有注意到或者不想承认的感觉。

有些人试图避免与他人产生共情，因为他们在那个时候不想面对自己。他人的共情就好像是让装满水的容器溢出的那一滴水，会导致帮助对象崩溃大哭。这是对方在会面或者家庭生日会上不想发生的事。因此，当你选择借助共情来拉近与对方之间的距离时，选择恰当的时机是很重要的。例如：不应该有旁观者，而且当对方突然哭出来时，你应该有时间给予适当的关怀。

当你练习共情时，你要表现出你愿意去理解你正在帮助的对象。这一点在你第一次帮助对方时显得尤为重要，因为这样做可以为对方提供安全感，让他愿意配合你。

如果难以共情

有些人在倾听时会自然而然地产生共情，而另一些人则不然，这类人在某些情况下可能难以和人共情。如果你发现难以识别对方的情绪，难以感同身受，可能出于以下几个原因：

- 你还需要锻炼。

- 你在这段关系中感到不适，或者难以正确感知自己，抑或你难以确认自己的情感。

- 你对这种情况缺乏经验，或者对对方所倾诉的感受缺乏了解。

- 对方的话让你回想起一段你已经忘记或者被压抑的可怕经历。在这种情况下，你非常不愿意去倾听对方的话。另外，如果对方表达的情绪让你感到不适，你将难以对其使用镜像效应，难以产生共情。无论是什么原因，总有应对的方法。

认可和理解

你的认可会增强对方的自我认识能力，让对方更加自信。你不一定要去认可对方做的重大事情，也可以认可一些小事情，例如：

- 虽然你不想起床，但你还是起来了，这挺好的。

- 你试着去改善人际关系，这样挺好。

- 虽然你感到十分害怕，但你把这件事说出来了，你很勇敢。

- 你拒绝他人是一件好事。

- 我很高兴看到你愿意在不确定的情况下尝试新事物。

- 虽然这也许不会成功，但你的想法是对的。

- 你的意图是好的。

如果对方向你倾诉的事情没有向其他人分享过，那就说明此时对方特别需要你的认可。

如果你能让对方获得自我认同感就更好了。鼓励对方获得自我认同感的方法如下：

- 虽然你不想起床，但你还是起来了，你对此有什么看法？

- 虽然你很害怕，但你还是说出来了，你对此有什么感受?

- 你如何看待自己的意图?
- 你确实尝试了,你对此有什么感受?

如果对方逐渐学会自我认同,那么他将不再需要依赖他人的认可。

有时候,你无法找到你认可的东西。在这种情况下,你要让对方知道,他的话是可以被理解的。

- 如果你认为他是故意的,那你生气也是可以理解的。
- 你对警察曾有不好的印象,见到警察急忙走开也是可以理解的。
- 因为我一直与我的父母保持紧密的关系,所以我现在很难想象你的心情。然而,多年来,你都没有见过你的父亲,你的极端反应也是可以理解的。

在会谈中谈及自己的经历,并给予认可或理解,对会谈有极大的帮助,并且能增强对方的自尊心和自我价值感。

整合不同的方法

在本章和上一章，我已经阐述了如何借助间歇、沉默、镜像效应、共情、认可或理解来提升会谈的质量。在单独使用这些方法进行个人训练后，你将有能力灵活地整合运用不同的方法。

下面的例子展示了如何灵活地整合运用不同的方法。

延斯：我的女儿有阅读障碍，现在她的英语老师建议我将女儿送到针对阅读障碍学生的特殊学校。这意味着她要上 6 周的阅读课，我担心她的其他科目会跟不上。我真想知道，如果……

帮助者：请稍等，我需要跟上你的节奏。你说的是，你的女儿有阅读障碍，并且她的英语老师建议她去针对阅读障碍学生的特殊学校学习 6 周。你担心她的其他科目可能会跟不上。你还有什么要补充的吗？（针对有限的信息，使用镜像效应）

延斯：我感到内疚，因为我没有花足够的时间帮助我的女儿提高她的阅读能力。我不知道其他父母花了多少时间和精力去训练他们孩子的阅读能力，我在想自己是不是付出得太少了。

　　帮助者：你感到内疚，是因为你觉得这个问题是你没有花足够的时间帮助她所造成的。（镜像效应）

　　延斯：是的，因为我认为我的女儿值得拥有最好的教育，而我知道我始终没有给她最好的教育。

　　帮助者：你认为你的女儿值得拥有最好的教育，而你知道自己始终没有给她最好的教育。（镜像效应）你心里一定很难受。（共情）

　　延斯：对。（他眼含泪光）

　　帮助者：作为父亲，你非常担心她，我想你的女儿是幸运的，并且你还认为她值得拥有最好的教育。（认可）

　　延斯：（微笑）

　　帮助者：你愿意坐下来和我一起保持一会沉默吗？

　　极少人有过这样的经历：让他人保持全神贯注超过十分钟，这可以被理解为对灵魂的关爱和滋养。

你可以想象一下，上述例子中的对话顺序只是一连串方法的整合，或者你可以想象该倾听者在普通的亲密会谈途中停下并说道："你刚才说的很重要，让我来复述一遍。"随后按照上面例子中的顺序使用不同的方法，然后继续像平常一样交谈。

会谈过程可以分为不同的环节：聆听、镜像效应、共情、认可和一起坐下来保持沉默，这些环节可以以不同的顺序进行，如果你感到某些回答不自然，可以省略掉其中一些环节。如果对方很忙，那么一开始先坐下来沉默一会儿可能是一个好主意，而一些共情的表现可能会让对方有勇气开始谈论让他脆弱的事情。

当你在训练使用这些方法时，你会发现自己一开始难以专注。尝试新事物是劳神费力的，你很快会感到疲倦。然而，当你能自如地使用这些方法时，你的专注力就会增强，你很有可能比过去考虑得更周到。

本章要点：展示共情和认可

　　你关注对方能改变什么之前，更重要的是你能看见和认可对方当前的状态。

　　共情是对对方感同身受，用语言、面部表情和肢体语言让对方知道你是如何思其所想、感其所悦、观其所见的。在你和对方共情时，相当于你送给对方一份能够让他重新建立自我认同感并获得鼓励的礼物。

　　难以共情的原因多种多样，但总会有应对之法。

　　当你认可对方的时候，你要让对方相信他是有价值的。你不需要等对方做了什么重大的事情才认可对方。一些小事譬如一个微笑或一个积极的思想也是值得认可的。

　　当你能灵活、自如地单独使用这些方法后，你就可以将这些方法整合使用。

第四章
作为帮助者表现的积极程度

你也许认为，你越积极，你的帮助对象就越容易摆脱困境。事实上，情况通常是相反的：你说得或做得越少，你的帮助就越有效。

设想有一条线，线的两端分别代表你消极和积极的程度。当你在积极的一端时，你会把注意力集中在提问上，评价对方诉说的事情或者给予好的建议；当你在消极的一端时，你只是在会谈现场，什么也没做。

0	5	10
消极	适度积极	非常积极

下面有两个对话，第一个是非常积极的帮助者，第二个是非常消极的帮助者。

积极帮助者的例子如下。

奥拉：我刚刚被辞退了，未来的几个月里，如果找不到新的工作，我就得出售我的房子。我现在已经 56 岁了，找工作可不容易啊。

帮助者：你能做什么？

奥拉：我不知道。

帮助者：要不在报纸上打个广告？

奥拉：我猜可以，但是……

帮助者：你也可以在领英上创建个人简历。

奥拉：对，但我不是很擅长使用互联网。

帮助者：你听我说，我有一个完美的主意。你知道我俩都认识的人彼得……

消极帮助者的例子如下。

奥拉：我刚刚被辞退了，未来的几个月里，如果找不到新的工作，我就得出售我的房子。我现在已经 56 岁了，找工作可不容易啊。

帮助者：这太糟糕了。

奥拉：我还没告诉我的妻子。

帮助者：哦。(温暖和同情的语气)

奥拉：我不知道该怎么说。

帮助者：别这样说。

奥拉：我不知该怎么办了。

帮助者：真希望我能告诉你该如何做。

奥拉：当然，我可以买份报纸，找找招聘广告上的工作。

帮助者：对。

奥拉：但首先，我要回家告诉埃尔丝。

帮助者：对。

在积极帮助者的例子中，帮助者将自己快速定位为更聪明和更能发挥作用的角色。帮助者发出的信号是："现在我将帮助你解决问题。"

在消极帮助者的例子中，帮助者不关心自己是否发挥了聪明才智或者解决了问题。重要的是，消极帮助者与帮助对象在态度上很相似。帮助者没有试图努力发挥聪明才智或理性地思考，只是在现场专注地倾听，仿佛是一名碰巧路过的同伴，容易受到对方情绪的影响。

下面是另一个积极帮助者的例子。

莱恩：恐怕我不能继续从事这份工作了。

帮助者：你不觉得你只是感到累了，然后休息一会儿就没事了吗？

莱恩：好吧，也许是吧，但我到家后真的感觉精疲力尽。

帮助者：也许你应该休息几天，我确定你休息好就没事了。

莱恩：谢谢，我也希望如此。

下面是另一个消极帮助者的例子。

莱恩：恐怕我不能继续从事这份工作了。

帮助者：哦。

莱恩：午餐后，我一直在看时间，我能听到自己低声说"我太累了"。

帮助者：听起来挺糟糕的。

莱恩：（笑着流泪）很高兴与你分享我的故事。

这是两种截然不同的帮助方式，没有哪一种方式始终是对的。如果你的帮助对象患有中度抑郁或重度抑郁，或者不太理智，你就应该更加积极；如果对方能充分发挥机能并擅长自我反省，你就不需要太积极。

重要的是，你要注意自己积极的程度，根据情况适当调整。

你是否过于积极主动

大多数人更胜任扮演积极的帮助者角色，他们更易于表现得过度积极。男性稍微比女性更容易表现得过度积极。当我给一对夫妻做心理治疗时，有时候问题往往是男性非常积极，想去解决问题，而女性只是渴望倾听和产生共情。然而，女性也更想产生影响力，而不仅是陪在帮助对象的身边。

如果你在帮助他人的时候非常积极，可能是源于渴望。甚至可能你自己都不知道，在潜意识的控制下，你渴望获得认同。如果你表现得过于积极且不耐烦，那可能是因为你难以承受对方的痛苦，或者如果你的表现靠近消极的一端，你会认为自己没有提供足够的帮助。然而，你与帮助对象之间的连接，通常基于面对面的会谈，这比部分帮助者所做的尝试更有效。

同时，过多的话语会轻易地扰乱你和帮助对象之间的交流。如前文所述，眼神接触和其他非语言信号比语言更为重要。

放慢节奏

尽管在帮助的过程中可以保持被动的姿态，但消极的会谈方式对你和帮助对象都会产生不良的结果。如果在会谈的过程中仅使用语言，会让双方缺乏亲密感，这对会谈双方都无益。因此，你应该在控制会谈节奏上始终把握主动权。控制会谈的节奏并确保会谈间歇是很重要的，同时也会确保会谈更为深入。

如果你的帮助对象善于自省，那么你采取被动的沟通方式是特别有效的。有时候，你只需要用心倾听对方的倾诉就可以了。对方会坦然地向你诉说他所遇到的难题。最好的情况是，对方感到与你心有灵犀，从而获得所需的能量，改变自己的思维方式或者改善现在的处境。

当一名相对被动的帮助者听上去很简单，但事实上却不然。大多数帮助者可以通过对话获得力量，但很容易在长时间的倾听中失去力量。克制、感同身受和情感共鸣在帮助他人的过程中会产生巨大的价值。因此，相比积极主动地交谈，想办法让对方开心，或者向对方提供好建议，使用相对被动的姿态将会谈引向更深入的层面，对帮助者来说是更大的挑战。

如果你善于倾听和共情，那你需要将会谈控制在一个适度的范围，以免筋疲力尽。一旦你在倾听和克制的过程中感到疲倦，你就应该转变会谈模式，变得更为积极，或者提议休息一会儿。

本章要点：作为帮助者表现的积极程度

陪在帮助对象身边用心倾听，比你所说、所做的更重要。

通常，良好的亲密关系可以治愈心灵。如果你表现得过于积极或者急于解决问题，反而容易影响会谈的效果。

要在消极帮助者与积极帮助者之间取得平衡，万事要适度。

如果对方认为自己一无是处，或者你感到精疲力尽，那么保持相对积极的姿态会更好。

第五章
注意对方的羞耻感

羞耻感在某种程度上可以理解为"掩盖真相"，让某些东西不为人所见。例如：如果你的帮助对象尝试转移目光，你就知道他很可能感到羞耻。羞耻感是极度痛苦的感觉，当对方感到羞耻时，他人的反应是非常重要的。这就是为什么当对方表现出羞耻时，你需要谨慎应对。

如果我的帮助对象眼睛往下看，蜷缩在椅子中，或者回避我的问题，我会立即意识到对方感到羞耻。对方可能有勇气告诉我他有些事情不能说。如果对方没有勇气说，我会推对方一把，例如我会说："我感觉你遇到了困难却难以开口。我猜得对吗？"

如果对方出现羞耻感的迹象，我会故意放慢会谈的节奏。我知道，开口说出一些羞耻之事是需要非常大的勇气的。如果对方回应确实有些事情难以开口，无论怎样，只要他有勇气说出来，我都会给予认可。我鼓励对方愿意说的时候再说。可能他要用一年的时间才能做好准备，愿意说出来。或者他需要再年长十岁才有勇气说出来。同时，我还会告诉对方，我能感受到他的痛苦，如果他愿意说出来，羞耻感即可得到疗愈。我会说："看来要你说出来是非常痛苦的，我理解你犹豫的原因。你不确定自己是否准备好说出来，但当你与他人分享你的故事时，你会感觉更舒展。"

羞耻感的根源

羞耻感的痛点源于不被看见和不被认可，也源于没有被善待。我们因做了某些事情而感到内疚，而我们的整体感受是羞耻感。帮助对象可能认为自己的感受（如嫉妒、愤怒等负面情绪）是不可接受的，或者他可能认为自己的言行会让他人认为自己是一个暴饮暴食、大吵大闹或提前离开会议的人。

羞耻感不完全与负面的事情有关，有些人感到羞耻，是因为没有将爱表现出来或者付出的爱没有得到回应。它也不完全与极端的事情有关，一些事情对一些人来说代表强烈的羞耻感，而对另一些人来说则是微不足道的。例如，你可能会因以下事情感到羞耻：脸红、节食失败、悄悄放屁、身体异味或者汽车无天窗。

几个小步骤会带来强烈的羞耻感

有些人认为自己的秘密很丢人，认为不可能完全揭开自己的秘密。以下是两个有关强烈羞耻感的案例。

案例 1：

> 汉妮曾疯狂地爱着自己的男老板，在将这份爱藏于心底几个月后，她向她的老板发了一封邮件向其表白。对方寥寥几语，拒绝了汉妮。随后，汉妮被降级并调到不重要的岗位上，汉妮没有将此事告诉任何人。她努力隐藏这段小插曲，但当公司有人偶尔提起这段谣言时，汉妮会羞耻得无地自容，并且想从地球上消失。

案例2：

　　每当延斯要去应酬的时候，他都会随身携带一个扁平小酒壶，他先猛喝一口，然后才开始去应酬。这样他能更好地应对社交上的挑战，他从青少年时期就开始使用这种方法。没有人知道延斯的秘密，甚至连与他结婚了12年的妻子也不知道。延斯对自己的秘密感到羞耻，他害怕告诉其他人。

当尝试公开让你产生羞耻感的事情时，切勿进展过快。如果你应对的是强烈的羞耻感，我建议参考下述例子循序渐进。

　　将你感到羞耻的事通过书信的方式，写给你已故的亲人。写信给他们，你不会感到不自在。

　　与你不会害怕失去的人分享，例如心理治疗师、医生、遥远的友人，或者以匿名的方式，向网上心理咨询师倾诉。

　　将你感到羞耻的事通过书信的方式写给一位对你来说重要的人，但不将书信寄出去。

　　向与你关系亲密的人分享一段往事，例如你的配偶。

延斯可以这样说："在我 18 岁的时候，我会拿出一个扁平小酒壶，喝一大口酒，再参加社交活动。"他可能还会有勇气说，"我从那时开始到现在都是这样做的。"

几个月过去，延斯才准备好坦白说出剩下的内容。

你的帮助对象没有必要按照某种顺序表达，他可能想先说最后的事情或者只是尝试透露一句话。

通过分享，羞耻感将消失殆尽

羞耻可以是强有力的情感，正如上面的例子。然而，我们遇到的大多是不太强烈的羞耻感，通常是一种难堪的感觉。以渐进的方式说出具有羞耻感的事情不适用于轻度或者中度的羞耻感。

无论你应对的是强烈的羞耻感还是轻度的羞耻感，疗愈的方法都是一样的。分享可以治愈羞耻感，因为只有这样它才能被看见和被认可。重要的是，感到羞耻的人知道，帮助他的人会认真倾听其羞耻感的根源，倾听者会维系与自己之间的连接，不会评价自己，也不会离开自己。

当对方向你诉说他的难堪故事时，你扮演一位相对被动的帮助者的角色是很重要的（详见第四章）。在这种情况下，重要的是维系双方之间的连接，过多的活动或者言语会破坏此种连接。例如，帮助者过于积极主动，急于提供帮助，并给出不恰当的评论："这没有什么好羞耻的。"虽然帮助者的用意是好的，但帮助对象听到后会感到更难受。

一开始，你需要做的便是确认你倾听对方的叙述，保持与对方之间的连接。

> 苏菲："我没有工作，我感到十分窘迫。"
> 帮助者："嗯。"

或者是如下情景。

> 延斯："我的扁平小酒壶让我感到羞耻。"
> 帮助者："嗯。"

首先，你什么也不要说。短暂沉默后再行动是很重要的。如果对方愿意在倾诉的过程中与你有眼神接触，那么你可以让对方在你的注视下敞开心扉，说出自己的故事。如果对方不愿意，就给对方一些时间，然后给予他更多的共情："这些年你将秘密藏于心中，一定很孤独吧。"或者告诉对方，他不是世界上唯一一个有羞耻感的人，"我知道羞耻的感受，我自己也有同样的情况。"

乍一看这个方法很简单。你只需要回答"嗯"，然后维系与对方的连接。但是，这个方法做起来却不如听起来那么容易。作为一名帮助者，当你的帮助对象正经历非常痛苦的事情时，你需要具备克制自己情感的能力，并且维系与帮助对象之间的连接。

你越了解自己，越敢于正视内心的羞耻感，你就越会更好地与有相似经历的人或者与首次分享痛苦经历的人保持亲密的关系。

羞耻感不总需要用言语来表达。帮助对象在椅子上坐立不安，不断地解释说，即使他的父母送邋遢的他去学校，他的父母也已经尽了最大的努力。如果你感受到对方的痛苦和羞耻感，那么你应该给予共情和认可，只有这样对方才能建立自我价值感。当对方的自我价值感足以让他应对痛苦的时候，对方就会将这段痛苦的羞耻经历说出来。

本章要点：关注对方的羞耻感

治愈羞耻感的过程意味着巨大的成长机会。

人一旦感到羞耻，就想从地球上完全消失或者躲起来。因此，羞耻感是难以解决的问题。

当对方感到羞耻或者开始谈及有羞耻感的事情时，很重要的一点是，你要放慢节奏，谨言慎行，保持相对被动的姿态。如果你能遵循适度的原则，维系与对方之间的连接，那么对方可能会释放内心的痛苦，与自己达成和解，重新认识自己，并且更爱自己。

第六章
专注于对方的人生信条

有时候，共情、认可和连接会增加帮助对象的快乐、自我价值感和能量，让其有能力靠自己的力量去解决问题。但有时候，我们有必要采取行动开发潜意识领域。一些人无论获得多少共情和认可，依旧会深陷同样的困境，难以继续前进。其中的一个原因是，他们采取行动的能力受到产生相反效果的人生信条的限制。如果你的帮助对象秉持正确的人生信条，那么他将有可能获得重要的自我洞察力和发现新的人生道路。

除了社会法律法规，所有人都拥有属于自己的人生信条。人们选择遵循的这些人生信条可能源于父母或者自己的领悟。但大多数人没有完全注意到自己的人生信条。事实上，我们可以从专注于这些人生信条中获益。

人生信条包罗万象，从你能承受家里有多乱、你招待客人的方式，到你与爱人之间的相处之道。

下面是一些例子。

我绝不可以犯错。

我绝不可以自鸣得意。

我干什么都必须干成。

我绝不会让人看到我脆弱的一面。

我必须完全符合人们心中的期望。

我绝不滥用自然资源，并经常扪心自问："我怎样才能使用最少的资源？"

我必须确保我身边的人都做得很好。

我必须对他人不抱期望。

我必须一直吃得健康。

我绝不说谎。

我绝不麻烦他人。

我要确保自己不只是看起来过得很好。

他人的需求比我的需求更重要。

我必须时刻保持警惕，确保不被他人利用。

如果有人生我的气，我有责任确保他再次喜欢我。

我必须热情好客。来的都是客人，我要开心地招待他们。

朋友若有需要，我必须随传随到。

人生信条的积极作用在于规范我们的行为处事，让我们从中受益。在最佳的情况下，人生信条犹如内在指引，帮助我们发现人生的美好。

然而，人生信条可能在童年经历创伤或者心理不健康的环境下形成。让我们假设，对方的父母在他小时候生气时奚落他。这样对方会形成"我绝不可以表现出愤怒"的信条。此信条的形成是为了免遭他人的奚落。但作为一名成年人，这种人生信条会起到反作用：因为他从不面露怒色，某些人会挑战他的底线，或者以其他方式欺负他。

如果你专注于人生信条，你的帮助对象可能会意识到，自己的生活在遵循一条或几条不合时宜的人生信条。这样的信条会限制他做更好的自己，或者抑制他的行为。事实上，这样会让他的生活更艰难，对人对己都不利。一旦对方意识到这个问题，他将有理由去改变自己的人生信条。

对方可能会发现自己照搬了父母的信条，完全没有思考是否适合自己。或者，他都不记得自己使用的人生信条到底源自哪里。这好比我们使用勺子，事实上，一开始使用勺子吃东西是挺困难的。每勺需要舀多少量？如何避免食物在勺子放进嘴巴里前掉下来？如何将勺子放进嘴里？一旦我们学会了使用勺子，我们就不再思考该如何操作。使用勺子变成了一种条件反射，我们不再记得如何使用或者为何这样操作。

下面是有关茵嘉的故事，茵嘉在人生的不同时期遵循了不同的人生信条。

茵嘉喜爱玩扑克牌。扑克牌对茵嘉来说是有趣的游戏、快乐的源泉。但不知为何，她对这样的快乐感到一丝内疚。然而，如果扑克牌涉及金钱赌博，她会拒绝参与。

当我们将焦点放在茵嘉遵循哪些人生信条时，茵嘉意识到，她经常听到妈妈说玩扑克牌是不良嗜好。她问妈妈为什么认为玩扑克牌是不良嗜好，茵嘉的妈妈告诉她，她的曾祖父曾经因赌博把家产挥霍一空。

茵嘉意识到自己关于玩扑克牌的人生信条后，摈弃了这些信条。现在，茵嘉以开放的姿态看待世界的新事物。她加入了两个扑克牌俱乐部。她很早以前就想加入，但俱乐部玩扑克牌涉及金钱赌博，她过去不允许自己参加。现在，茵嘉可以尽情享受自己的爱好，相比过去每月玩两次，现在她每月去玩五次扑克牌。

人生信条越严格，选择越少

设想一张世界地图是一个人的所有选择。每一条有限制的信条，如同你在世界地图上切下的一小块地图。

例如，如果你的帮助对象的人生信条是始终保持漂亮，她就不会选择整天穿着睡衣，蓬头垢面地生活。如果她的人生信条是不要让妈妈（一位有抱负的强势妈妈）失望，她就不会选择当一名烟囱清洁工，尽管当一名烟囱清洁工是她最大的愿望。人生信条和禁忌蚕食了她的选择。她可能受许多条条框框的限制，使得她的选择范围从原本如一张世界地图那么大，缩小到一个小岛那么小。在此阶段，她需要花费巨大的精力和能量才能从生活中夺回自己所剩无几的选择。

发现产生相反效果的人生信条

帮助对象做决定的时候尤其容易暴露他的人生信条。"你为什么不按照自己的意愿去做？"或者"你真的不想这样做，为什么不拒绝？"这些问题的答案将暴露他的人生规则和价值观。

如果你的帮助对象没有实现人生目标，或者生活不如意，问题可能源于产生相反效果的人生信条。提如"为什么你不……？"的问题听起来是愚蠢且惹人生气的，因为对方自然有他的道理。然而，这样的问题是很重要的，作为一名帮助者，你需要提醒自己，这种看起来无礼和恼人的问题通常能扭转形势。虽然如此，你提这些问题的时候还是应当保持礼貌。我经常使用这些问题，特别是在非正式的心理咨询上。我会问："你告诉我你不想参加你表兄弟的生日会，我想知道当收到邀请的时候你为什么不婉拒。我希望你不会觉得我的问题侵犯到你的隐私。"

此问题的答案通常涉及人生信条。这时候我会使用镜像效应："听起来，你的人生信条让你放弃一个安静的周末，选择听妈妈的话去参加生日会。"你可以在这里停顿。当人生信条被揭开，他会更加注意自己行动的原因，并去发现更多新的机会。他会有兴趣了解如何改变（或者保持）人生信条。

如果你的帮助对象不满意自己人生信条所限定的条条框框，你可以告诉他，他会从自己的某些人生信条中获益，并且解释如何做。

下面介绍简如何从头到尾应对自己的人生信条。

简有一个不为人知的愿望，她想在南部一个海滩酒店度过圣诞节假期。当我问她为什么不去实现这个愿望的时候，她坦白说，因为以下规定：

圣诞节要陪伴年迈的父母。

不可以自私自利。

自己花这么多钱去度假是不对的。

当说出自己的人生信条后，她自然而然地会去评估每条人生信条的合理性。这是合理和有建设性的规定，还是限制生活的不合理规定？

寻找新的人生信条

如果你的帮助对象喜欢写作，那么你可以请他将每条人生信条的优缺点分别写在两张纸上。

最后，简修改了人生信条，实现了海滩度假之旅。

她修改后的人生信条是：

我需要陪伴年迈的父母，但并不意味着需要整天围着他们转。

如果我周末陪伴父母，那么他们自己过圣诞节也是没问题的。

我有时候可以稍微自私一点，自己花钱享受。但最终对家人也有好处，因为我的心情会更好，我会更精神抖擞。

将想法写下来的方法真的很有效，你的帮助对象会做出更多的努力。他不仅可以思考新的想法，还可以将想法写在纸上反复阅读。如果他不喜欢写出来，可以反复地大声说出来。最有效的方式是大声对他人（最好是几个人）说出来。你可以让他将想法先告诉你，然后鼓励他回家与亲人分享。如果对方没有一个可以让他舒服地倾诉私事的对象，那么他可以选择在树林里对着一棵大树倾诉或者对着镜子倾诉。

当他遵循新的人生信条后，旧的人生信条将被摈弃，而他需要彻底摈弃旧的人生信条。他越能彻底地摈弃旧的人生信条，旧的人生信条对他的影响就越小。

发现信条背后的世界观

人生信条与人的世界观有关。如果对方难以摈弃产生负面效果的人生信条，那研究对方的世界观是一个挺不错的主意。你可以通过以下问题发现对方的世界观：

> 为什么你需要……？
>
> 如果你不这样做，会发生什么？
>
> 为何你不能……？

对于简不能自私、任性的原因，简说过一句话，她后来发现这句话是她的父亲曾说过的。"如果每个人只按自己的想法去做，那么我们会怎么样？"她听她的父亲说了无数遍。例如，当她不想照顾年幼的弟弟而想去打羽毛球时，她的父亲就会说这句话。从成年人的角度看，如果简的父亲稍微变通一下，问题就可以解决了。比如，将弟弟交给奶奶照看，或者让简带上弟弟，一边打羽毛球，一边照看。简决定不再受限于乏味的条条框框，而这些条条框框是她的父亲强加于她的，并且使她违背了自己的意愿。

对于简在圣诞节必须陪伴年迈父母的原因，她的回复是，在她年幼的时候，她的父母陪在她的身边，现在父母需要人陪伴，她想回报他们。但简也回想起虽然自己小时候因父母委托他人来照顾自己而感到沮丧，但是父母也会去做自己喜欢的事情。当简回想起这些往事后，她修改了自己的人生信条，包括在圣诞节期间，她不需要天天陪在父母身边。

摒弃产生负面效果的人生信条

接受新事物或者摒弃多年的习惯，也许在你的一生中，你会始终感到不舒服或者焦虑。

简失眠了好几个夜晚，才鼓起勇气告诉她的父母圣诞节自己要去海滩度假。在她第一年去旅游的时候，她时常担心父母会不会在她旅游期间生病了。

然而，简的担忧是多余的，她度过了愉快的海滩之旅，并且没有任何不好的事情发生。那么下一次她就没什么心理负担，会更容易开口告诉父母圣诞节自己有安排了。

在大多数情况下，你的帮助对象开始意识到自己的人生信条，会考虑摈弃或者修改自己的一些人生信条，从而获得更多的自由和可能性，正如简的选择。现在，简的生活有了更多的选择。过去她认为自私而不应该做的事情，现在会重新考虑，享受更多有趣的活动，并且更加享受美好的生活。

万事开头难，遵循新的人生信条需要极大的精力和勇气。如果你的帮助对象感到有压力、害怕或疲惫，他会迅速地遵循自己熟悉的旧信条。这是因为，遵循旧信条已经成了他的第二天性，无须消耗任何精力，而遵循新的信条需要重新振作，努力改变。但是，倒退不代表失去希望。这是人的天性，只要他坚持自己的目标，每次有机会的时候提醒自己新的人生信条，随着时间的推移，倒退出现的频率将会减少。

你可以建议对方将新的人生信条写下来粘在镜子前，或者其他任何显眼的地方。他也可以向朋友分享自己新的人生信条，并让朋友帮忙提醒自己。

严格的人生信条和低自尊

如果你的帮助对象的人生信条是，他要比大多数人做得更好，例如，更能帮助他人和更勤奋刻苦，或者更能满足他人的期望，那么原因通常是他的自尊心低。我问简，为什么她的人生信条是帮助他人，不麻烦他人。她的回答让她自己感到惊讶。她说她害怕没有人愿意跟她做朋友，认为自己缺乏内在价值。

通常，严格的人生信条反映出的事实是人内心深处缺乏自信。你的极端友善行为意味着你的潜意识里不希望他人看到自己有多自卑。

如果你的帮助对象打破自己的人生信条，发现他人依然会跟他做朋友，甚至认为现在的他更有趣，那么他的自尊心将会提高。

如果你的帮助对象采用一种更为轻松、自在的方式对待自己的人生信条，他就会更容易、更开心地做自己，这样对他的自我认知也会带来积极的影响。例如，如果帮助对象敢于婉拒参加生日会并感谢对方的邀请，那么他可以节省下参加生日会的钱，给自己买一份小礼物。这样，他的内心世界会发出了一个信号：他是有价值的，并且他的需求是重要的。

价值观

遵循轻松自在的人生信条不一定都是好的。有些人生信条确实很有意义，它深深植根于个人价值观之中。如果一个人对某一信条不感兴趣，那么可能该信条与其价值观不符。你认同他的价值观，将有助于他更好地展示其独特个性。

以下是有关价值观的例子：

除非不得已，否则不污染环境。

儿童应该表现得体贴，并为他人着想。

你应该诚实。

你应该尽量赴约，说到做到。

你不应该通过牺牲他人的利益去赚钱。

当我识别出一种价值观的时候，我会说："听起来这是你的一条重要的价值观。"或者可以说，"现在我能理解，当你看到他人反其道而为之时为何会生气。"

本章要点：专注于对方的人生信条

　　每个人都有属于自己的人生信条。通常，人们没有完全意识到他们遵循什么人生信条。你可以通过调查，帮助你的倾诉者去发现他是否受到条条框框的限制，他的人生信条是否过于严苛。

　　如果对方开始意识到如何通过修改人生信条而获得更多的行动自由，那么对方正朝着正确的方向迈出一大步。

　　人生信条植根于内心深处的信念，而这些信念都是可以改变的，只要你有改变的意识。

第七章
使用空椅子疗法产生意识

在下面的章节，我将介绍一些方法，相比前面，这些方法可能会更有效。

通常，人们会尽一切努力逃避痛苦。不幸的是，逃避痛苦有时会产生副作用，让我们难以感受到积极的情绪。如果我们不能感受到自己的内心世界，我们将难以主导我们的人生。反之，如果我们不逃避痛苦，而是正视它们，我们就能减轻痛苦，人生的道路便豁然开朗。

下面是一些练习方法，你可以使用这些练习方法帮助他人或者正视自己的痛苦，并发现生活的重要性。

从谈及某人到直接与某人交谈

人的不快乐通常源于人际关系。例如，我们可能与伴侣、父母或同事之间的关系出现了我们不愿意出现的情况。

当人际关系出现了问题，我们会向他人和自己做出解释。例如在离婚、辞退或者与人分道扬镳的时候，每一次我们向他人讲述原因，我们就不断地以一种固化和一成不变的独角戏形式叙述着我们的故事。

作为倾听者，如果你听到对方的解释后感到有些无聊，倾诉者大概也会感到无聊。也许他过去已经将同样的故事讲过很多遍了。

如果倾诉者谈及该问题时只是叙述当事人说过的话和做过的事，那么他将很难接近自己的内心从而做出改变。如果在我们的帮助下，倾诉者直接向当事人诉说了痛苦，那么他能更强烈地感受到自己的情绪和对方的重要性，这样可促使双方将注意力放在他们之间的关系上。

借助空椅子疗法，我们可以在倾诉者和当事人之间搭建沟通的桥梁。在倾诉者前面放置一把空椅子，让他想象当事人坐在椅子上。例如以下案例。

案例 1 如下。

长久以来，赫尔对她的父亲有负面情绪。我让她想象自己的父亲坐在她面前的椅子上。现在，她与父亲谈话的时候，必须使用"你"，不能使用"他"。一字之差，效果大不相同。因此别说："……并且他从不记得我的生日，就好像我对他来说完全不重要一样。"而是说，"爸，你又忘了我的生日，恐怕我对你来说完全不重要吧。"

案例 2 如下。

本特谈及自己不愉快的婚姻，说了许多有关她丈夫日常生活的故事。本特滔滔不绝，仿佛要在我对倾听她的故事感到厌倦前尽可能地说完。

我在她的前面放置了一把空椅子，让她想象她的丈夫坐在椅子上。然后，我让她将刚才向我倾诉的内容直接对她的丈夫说。她感到紧张，说话变得支支吾吾。同时，我不再感到无聊，她磕磕巴巴的说话意味着她努力用语言来描述之前没有提及的事情。我感到她非常投入，并努力向对方说出来，这样会产生好的结果。

如何使用空椅子疗法

要掌握空椅子疗法，你需要更多的指导。你可从下面的例子中学到更多空椅子疗法的使用技巧。

安妮与她的叔叔亨里克有过一段非常痛苦的经历。现在，她不再与叔叔有任何联系，但当她参加家庭聚会时还是会不可避免地见到他。每次家庭聚会对安妮来说都是一次痛苦的经历。

我在安妮前面放置了一把空椅子，并询问她与亨里克的座位之间应该保持多大的距离，她才会感到舒服。当安妮思考这个距离的时候，她已经准备好与叔叔有交集。现在，空椅子疗法开始产生作用。

我将椅子放在恰当的位置后，让安妮深呼吸，并感受椅子给她带来的支持和鼓舞作用。然后，我让她看着另一把椅子，想象她的叔叔正坐在椅子上。我让她尽可能地想象她叔叔清晰的模样。他穿了什么衣服？是怎样的坐姿？他的面部表情是什么样的？接下来，我让她去感受此时此刻的心情。如果她感到害怕，那么我会建议将椅子拉远一些，或者她想象她的叔叔形象比刚才缩小一半。现在，安妮的任务是将她的感受用言语描述出来，并直接对她的叔叔说出自己的感受。例如："我坐在你的面前，回忆起曾被你'逗'得无法呼吸，我感到很生气。当你无视我的眼泪，说：'哦，少来了，你就不能带来些乐趣吗？'我便更加生气了。这是不对的，我还是个小孩，我也有自己的感受，你应该尊重我。说实话，我真的很怕你。"

最后，安妮将自己的想法全部跟她的叔叔说了。这个疗法本身会减轻安妮的痛苦，让她的思路更为清晰。安妮也可以变换位置，坐在她叔叔的椅子上。这时，安妮设想自己是她的叔叔。我让她大声说："我是亨里克，今年67岁，我穿着一件破旧的衬衫坐在这，看着我的侄女安妮。"安妮要尝试去感受成为亨里克。我跟安妮说话，仿佛她就是亨里克："怎样，亨里克，听见你侄女说的了吗？她说的内容，你有何感想？你有没有什么想对她说的？"然后，他可能会回答："当你跑开，不再跟我玩的时候，我才意识到有点儿玩过火了。对不起，我当时没怎么注意你的感受。"或者，他可能说，"我不记得了。"

当她的"叔叔"说完，安妮坐回自己的椅子上。此时，她应该大声说："现在我是安妮，37岁，我坐在这里看着我的叔叔。"她要感受亨里克对她说的话，然后思考是否需要回复。一人扮演两角的对话可以持续下去，只要对话内容是合乎常理的。最重要的是，对话的最后安妮坐回了自己的椅子上。

相比只是单纯地让安妮说出她的故事（当然，她过去曾说了无数遍自己的故事），这样的对话增添了新的维度。在最佳的情况下，安妮最终会释怀和解脱，或者她对此会有新的想法。

适度使用空椅子疗法

当会谈不发生在心理治疗场景时，适度使用空椅子疗法会更加自然。对我来说，让安妮想象她的叔叔，同时体会这样做的感受足矣。安妮可能会想对她的叔叔说些什么。如果是这样，只要安妮心中保留对叔叔的印象，那么她对着空气大声说出来就是可以的。

适度使用空椅子疗法，你可以问："如果你要将你刚才告诉我的内容对你的叔叔说，你会怎么说？"这样问也会产生同样的效果，也就是说，她从"谈及"她的叔叔转为和"你"说话，说的过程中会产生新的焦点和更强烈的情绪。

同时，当你提议安妮想象自己正面对着她的叔叔说话，那你将看到她的面部表情变得更加严肃和激动。

当需要正视内心的挣扎时，使用空椅子疗法

当我们在对话中需要有意识或者无意识地正视内心的挣

扎时，使用空椅子疗法也是一个不错的选择。

下面的例子展示了如何操作。

汉娜想搬到城市生活，但她犹豫不决。现在，她对自己难以做出抉择感到生气。我让汉娜将两把椅子面对面地摆放。一把椅子上坐的是想搬到城市的汉娜，另一把椅子上坐的是对搬到任何地方都心存顾虑的汉娜。

汉娜坐在第一把椅子上时，我让她扮演想搬去城市的汉娜，要求她从表达和姿态上充分显示出来。最重要的是，汉娜要完全投入角色中，热情地说出搬到城市后的美好生活。当汉娜说完，没有什么需要补充的之后，她坐到另一把椅子上，扮演心存顾虑的汉娜。同理，汉娜从表达和姿态上充分显示出她害怕搬到城市。汉娜可以来回多次坐在不同的椅子上，一人扮演两角，形成对话。例如，对话可以采取问答的形式。满怀热情的汉娜问心存顾虑的汉娜："你到底在担心什么？"心存顾虑的汉娜反问："如果遇到吵闹的邻居，你该怎么办？"

当引导对方说出内心想说的话时，不代表问题就会得到解决，他甚至可能更为困惑。然而，在未来的几天里，对方很有可能产生新的想法，这使他离做出决定又近了一步。

将空椅子疗法应用在自己身上

你也可以将空椅子疗法用在自己身上，厘清思路，减轻痛苦。如果你正遇到困难，处于一个两难的局面，或者人际关系出现问题，你不知道如何应对时，就可以利用几把空椅子，将你内心的挣扎放在现实世界中讨论。使用空椅子疗法，将内心的想法大声说出来，这样做会比只做思想斗争更容易理出头绪。

我自己也使用空椅子疗法，比如当我不知道该如何选择的时候。一把椅子代表我 100% 同意某一观点，比如，在行程中增加更多场演讲，而另一把椅子代表另一种观点，即为何不将时间花在其他地方。你需要使用更多的椅子来代表所有微小差异的想法。

我也会使用空椅子疗法去宣泄我对他人的情绪。我想象着他人坐在我面前的椅子上，我可以独自将所有情绪宣泄出来。

这些情绪既有积极的，也有消极的。通常，我们使用空椅子疗法宣泄消极的情绪。我会想到什么说什么。我通常会惊讶于自己使用的刺耳词语，在一般情况下，我不会允许自己使用这样的词语。我宣泄情绪后经常会大笑，并享受将愤怒化作言语洪流后的舒畅心情。然后我会感到身心放松，激发创造性思维，而不舒服的人际关系一下子变得豁然开朗。我找到一种建设性的方法与他人展开对话。如果我将所有愤怒宣泄在他人身上，那我需要做善后工作，但对着空椅子宣泄所有情绪，则不会影响任何人。

当宣泄消极情绪时，我很少去感受自己坐在另一把椅子上。如果我与对方的关系不是特别重要，例如，一名临时的办事员贬低我，我会一笑置之，放弃使用这种训练方法，从对方的角度看待一切事情。

此外，如果我与对方的关系很重要，那么我一般会一人扮演多个角色，并坐在对方的椅子上，努力感受他的想法。同样，我在对话的最后也会回到自己的椅子上。

如果你没有感到减轻太多痛苦，那可能是因为你陷入做过多解释的圈套或者难以放下自己的执念。认识到事情并不是非黑即白可能会有所帮助。感受就是感受，无论我们喜欢与否。可能有人认为只要私底下大声说出感受，就不会对任何人造成伤害；事实上，情况并非如此。例如，你大声喊："出去，我不想再见到你。"事实上，你是想再见到对方的。如果你真的敢付出行动，你很可能会发现，接下来你对对方的看法会有所改观。

痛苦未能减轻的另一个原因是你诉说的事情主要是关于他人的，你不敢深入地感受自己的真正想法，以及发现问题的关键所在。你可以使用以下句子获得灵感。

我本想……

我很抱歉，对于……

我受不了……

我非常愤怒，以至于我想……

我害怕……

我不喜欢……

我感觉……

重要的是你不断想象坐在你面前的人。如果你发现对方的形象开始模糊不清，你可以提醒自己对方具体的特征。例如，他穿什么衣服？他的发型是怎样的？他的身体姿势如何？他是微笑着还是神色紧张？记住，如果你感到回忆太可怕，你可以拉开两把椅子之间的距离，或者将对方想象为缩小版。

本章要点：使用空椅子疗法

通常，我们会多次诉说自己和他人的故事，使故事变得固化、了无生气。

当你让对方直接使用第二人称——"你"来表达想法时，会给故事注入新的活力。对方诉说问题时常用的解释和故事将被"瓦解"，借助新的和有关联的自我觉知，问题将形成新的画面。

例如，你安排一个直接会谈，请你的帮助对象设想涉及该问题的人坐在他面前的空椅子上。

空椅子疗法也可用于宣泄情绪或者厘清你的人生之路。

当你将内心挣扎从想法转为言语说出来的时候，你会更容易应对两难局面。你可以使用两把或两把以上的椅子来代表不同的观点，然后你轮流坐在不同的椅子上，将这些观点说出来。

第八章
写信可以慰藉心灵和发人深省

写信给产生问题的相关人员会获得与空椅子疗法同样的效果，对话的人称也从"他"转为第二人称"你"。如果你的帮助对象向产生问题的相关人员直接诉说他的痛苦，那么他将更容易感受到投入这段关系中的情感以及他人对他的重要性。另外，将困扰表达出来对你的免疫系统有积极影响。研究表明，压抑情感会导致精神压力，精神压力过大会降低身体的免疫力。因此，在任何情况下，抒发情感都是好事，即使抒发的渠道只是一张纸。

在上一章安妮的例子中，除了让安妮使用空椅子想象她的叔叔坐在椅子上，也可以让安妮写一封信给她的叔叔。然后在下一次会面时，让安妮将信的内容大声读出来。

信件可以以告别信的形式书写。告别的情景使人更为专注，并且情感更为强烈。例如，让安妮设想自己要搬到地球的另一端，她不知道是否还有机会与收件人再见面。

你将这种方法推荐给他人使用前，最好自己先摸索透彻。你可以将该方法应用在自己的人际关系中。尝试该方法后，你的思路会更清晰，你也会感到身心舒展，这样在推荐他人使用时，你能提供更实用的建议。

下面是写信疗法的具体操作指引。

找一个适当的不被外界打扰的时间。

先倾听自己内心的想法。当你想给某个人写信的时候，你有何感受？凭第一感觉诚实地书写，不要自我审查。重要的是，从一开始就使用直接的称呼。如："敬爱的（或者你好）亨里克"，下面的问题可以激发你的灵感或者让你写出完全不一样的书信。

想象这是一封告别信。你会忘记哪些愉快的事情？

你想感谢什么？

你们的关系中有哪些不愉快的地方？哪些事情是你

想逃避的？

你想从对方那里收到什么信息？

你想让对方跟你说什么？

你在这段关系中付出了什么？（例如："我想你是开心的，当时我……"或者："我想你的痛苦会减少，当时我……"）

你想付出更多什么？

你希望这段关系是怎样的？

如果今天你可以与对方在一起，你希望你们能一起做什么事情？

你在这段关系中错过了什么？

你对对方有何祝愿？

在所有的人际关系中，不是所有问题都是相关的，但感谢是一个重要的词语。因此，尽管愤怒占据了你的大部分感受，但是你尝试找到感谢对方的地方并且祝愿对方，是有好处的。这些积极情感可以帮助你学会放手。再见一词，隐含着我们期望他人有一个美好的未来的意思。如果你不计前嫌，哪怕只使用 10 分钟的时间表达感谢，这也将有助于你看清自己和对方，让你们之间的关系更明朗。

在书写的过程中，你会沉浸在自己的情感深处，忘却时间和地点。尽情宣泄情绪，哪怕它使你泪流满面。这是你获得解脱的源泉。

为了让写信达到一个最佳的效果，你必须对着见证人或见证物大声读出来。你可以选择一位朋友、一只宠物或者树林里的一棵树。

借助信件，挖掘愿望

写信也可以挖掘愿望。你可以建议你的帮助对象书写一封他人寄给他的信件，这封信必须包括他渴望寄信人写给他的一切内容。通常，这封信的内容会让人眼前一亮。如果安妮要书写一封她的叔叔寄给她的信，我猜信的内容将会是下面这样的。

亲爱的安妮：

　　我为我的所作所为感到抱歉，我践踏了你的底线。这是我的错，现在，我感到非常惭愧。你愿意原谅我吗？

　　　　　　　　　　　　　　　　爱你的亨里克叔叔

　　如果亨里克做出正式的道歉后，安妮感到愿意再次联系亨里克，那么我们就会获得重要的信息，知道如何修复这段关系。

　　当你书写一封他人给你的心愿信时，书信的内容不需要全部真实。你只需要充分发挥想象力，将你最希望听到对方说的内容写下来，无论现实中对方是否会这样说。

　　当你的帮助对象写完后，你可以请他大声读出来。这封信能帮助他明白自己到底渴望什么。另外，这样做有时还能减轻对方的痛苦，尽管这封信是他自己写的。

　　如果你的帮助对象难以感知自己的愿望，以下问题可以激发灵感。

如果他这样做，你会感到高兴吗？

- 欣赏你性格的某一方面。如果是这样，具体是哪一方面？

- 为他过去说过的话或做过的事情道歉。如果是这样，他是怎样道歉的？

- 他提议与你一起做一些事情。如果是这样，是什么事情？

- 他对你说，你对他来说非常重要。

- 他对你说，他知道自己曾经伤害了你。

- 他对你说，他感到后悔。

- 他对你说，他爱你。

- 感谢你所做的（具体是什么事情？）或者感谢有你。

- 建议你努力发展一段更加亲密的关系。

- 认可你做的好事。

- 告诉你应该享受独处的时光或者与其他人一起玩，因为他是一个成年男人，懂得你不在身边的时候如何消遣时光。

- 感谢你与他之间的不同点，以及你提出的不同意见。

如果你的帮助对象心存怒气，那么从令他生气的人的角度写心愿信，这种方法尤其有用。通常生气与未实现的愿望有关。如果对方发现自己渴望的事情没有发生，那么他可以选择继续努力去实现或者放弃。正视自己失去的东西，他的愤怒将转化为忧伤。

布置写信任务

如果你告诉你的帮助对象，你也使用写信的方式来厘清思路，那么你的帮助对象可能会对写信更感兴趣。

写信远比想象中要难。当我向帮助对象布置一项写信任务后，我会不断检查确保对方真正理解如何做，以及他能否完成。我让对方将书信的开头两句，有时候甚至是最后一句大声读给我听。对方一开始可能会感到不自在，因此我会建议他先大声读出第一句话。

打破老旧和僵化的思维模式

如果你的帮助对象与你交谈后变得困惑，这也许是一个好的迹象。也许对方的思维模式里有一小部分会因交谈而改变，导致现在他不能按照其惯常的思维模式去思考。

如果通过一次对话就能厘清思路，那就最好了。然而，有时候事情的进展未必如此快速。对方可能只有经过一段困惑的时期后，才准备好接受自己和世界的新观点。从一个舒适的思维模式发展到对一切人和物感到困惑不定的模式，这象征着人的成长开始转向更深的层次。

如果你发现对方在与你交谈后情况变得更糟糕，你无须自责。你可能已经助他迈出了一步。有些人看到帮助对象开始哭泣，他们就会感到内疚。然而，对方哭可能源于对自己的了解更近了一步。

一直以来，我们最大的安全感源于我们已知的东西，这是我们经常坚持消极的旧思维模式的原因之一。我们常常过了很长时间才意识到这些旧思维模式对我们是无益的，或者不再适用。并且，采取一种新的思维模式始终伴随着某种程度的焦虑或困惑。

本章要点：写信可以慰藉心灵和发人深省

我们藏在内心的感受可以通过书信表达出来。抒发情感可以减轻我们的心理负担，厘清思路。

书写告别信，为人际关系注入新的活力，可以让两人之间的关系变得更重要。

从对方的角度写信给自己，有助于我们理解自己的愿望和期盼。

当我们完全按要求写信时，不仅要谈及遇到的困难，还要直接使用第二人称"你"。此外，书写的过程挑战了我们的思维模式。我们也许会困惑一段时间，但新的思维模式会逐渐形成。

第九章
专注于你与对方之间所发生的事

下面你将学到一个有用的方法，它能拉近你与帮助对象之间的距离，建立更紧密的连接。

通常，我们太专注于双方交谈的内容，忽略了更为重要的事情：身体的反应、谈话时的心情、所用语言的目的和效果。当我们开始交谈时，双方谈话的方式和所发生的事情，通常让我们更加了解自己，让双方的连接更紧密。

作为一名心理治疗师，我会抓住每一个机会谈及我与对方之间的沟通过程。在心理治疗以外的场景，你可能会觉得完全套用这个方法显得矫揉造作。因此，你可以选择性地利用该方法，在会谈中使用你认为自然的提问。

围绕感受和目的来提问

下面是针对重点问题的三大建议：

1. 言外之意
2. 感受和情绪
3. 表达喜欢或不喜欢

在每一点下都是一些关于问题的建议，你可以利用这些建议将注意力从对话内容转移到重点问题的解决上。

言外之意

你的帮助对象在倾诉前、倾诉期间和倾诉后，很可能有所考虑。这些考虑通常有关他自己以及他的生活方式，而不仅仅是他所说的话。

借助以下问题，你可以发现对方的潜在想法和动机：

你希望我怎样回答你的问题？

你告诉我这件事是出于什么样的考虑？

你希望我对你所说的事采取什么行动吗？例如，你想征求我的意见或者你只是想找人倾诉？

你告诉我的原因是什么？你决定告诉我之前，做了哪些考虑？

你希望我如何理解你？

你最讨厌别人如何看待你？

你做的所有事情是为了避免我这样看待你吗？

请注意，不是所有人都心思重。有些人不会考虑太多，只是想到什么就说什么。例如，"对于倾听者来说，这是多么有趣的故事啊"。如果对方难以回答此类问题，他便属于无意识和冲动类型的人，说话前不会考虑过多，或者他认为这些是太私人的问题。

感受和情绪

当你的帮助对象向你倾诉时，他会体验到不同的感受和情绪。他的对话可能会伴随着害怕、愤怒、舒展、愉快等情绪。同样，他在听你说的时候也会产生不同的感受和情绪。

如果在交谈的过程中，你能让他说出当下真实的情感，会给会谈增添新的视角。下面是一些鼓励对方说出当下真实情感的问题：

你觉得我们之间的谈话氛围怎么样？

当你告诉我这件事时，你有何感受？

你对我刚才所说的有何感受？

当我们在一起交谈时，你希望或害怕产生什么感受或情绪吗？

当你向我倾诉的时候，你有何感受……这样做，你会更接近自己的感受，还是更远离自己的感受？

你有注意听自己说了什么吗？我感到你在用不同的方式说同样一件事，对吧？

你向我倾诉后有何感受？感觉良好，感到舒服多了，还是你不确定我是否理解了你的话？

根据不同情况，你可能发现几个问题有些唐突，但你可以尝试问其中一两个问题，或者这些问题给予了你灵感，让你想出合适的提问。

表达喜欢或者不喜欢

我们有喜欢听和说的东西，也有不喜欢的东西。一些人完全不习惯去感受到底喜不喜欢会谈中发生的事情。也许他们只知道如何在会谈中快速了解他人对他们的期望，而不是他们是否喜欢会谈的氛围。如果你的帮助对象属于这类人，那么他需要关心自己的内心感受，了解他自己是否喜欢这种会谈的氛围。换言之，他需要将注意力从他人对他的期望和他人是否达到他的期望，转移到他是否喜欢他人或者是否喜欢他人的所作所为。

下面是一些适用于此情景的问题：

你觉得我们现在会谈的氛围如何？你喜欢会谈的节奏吗，还是你认为节奏过快或过慢？

在会谈的过程中，你有哪些不喜欢的吗？

你觉得我的谈话方式如何？你觉得我的话太多，还是太少？

当我看到你伤心的时候，你有何感受？

你觉得我们谈及的内容是重要的和有趣的吗？还是

你想聊些别的？

我对你分享的故事做出的反应，你喜欢吗？

你觉得我们之间的距离合适吗？你想拉近还是拉远距离？

我们面对面就座、斜位落座或者并排坐，哪一种你最喜欢？

当我们有眼神接触的时候，你有何感受？

你想我们有更多或者更少的眼神接触吗？

我有时会打断你的讲话并复述你的话，对此你有何感受？

你对我的提问有何感受？你有想到更好的问题吗？

你好像不太喜欢回答我的问题，对吗？

出现新的对话

借助提问，将会谈焦点转移到我们难以开口的话题上，可以产生新的对话。下面是一个示例。

玛丽是一位健谈的女性，她提到了她孩子的朋友。

我感到纳闷便问道："为什么你向我分享你孩子朋友的事？"她有些不知所措并沉默了一会儿，然后说："我也不知道。"我们的会谈出现了间歇，间歇是很宝贵的，可以让我们沉浸其中。她继续说："事实上，我有事想告诉你，但不知道从哪里开始说。你能帮我吗？"不用多说，现在会谈变得更富有成效了。

"当你告诉我这件事时，你有何感受？"这个问题也会产生惊人的新视角。也许对方在谈及自己的事情时，担心他人判断、担心自己哭出来、担心被视为另类、担心不够时间倾诉一切或者担心背叛了她提到的人。也许她的内心在挣扎，她的人生信条不允许她谈论不在场的人。

在会谈过程中，要同时关注谈话的内容和发生的事情是比较困难的，需要经过训练。一开始，你很容易因铺天盖地的信息而感到应接不暇，你需要思考接收的每一条信息。因此，你需要利用间歇。让你的帮助对象停下来休息一会儿，你需要时间消化和处理接收的信息。请谨记，间歇犹如沙漠中的绿洲或者有益的挑战，对你和你的帮助对象双方都有好处。利用镜像效应，如本书第二章所述，复述你所听到的内容，这样也有助于放慢会谈的节奏。当复述你所听到的内容时，你也可以评论接收到的其他信息，例如，通过语气和肢体语言，你可以自己处理信息。

在你和帮助对象之间引出问题

当你听到对方指出人际关系中出现的问题时，要判断问题出在谁身上是挺难的。倾诉者分享故事时，倾向于将事情描述为问题大多出在他人身上，你通常难以全面了解事情的来龙去脉。但如果你将故事套用到你和帮助对象身上，通常会更有成效和更有趣。下面是一个例子。

一位女士说，当她的同事抱怨她时，她感到很难受。我问："如果现在我们在聊天的时候，我向你抱怨，你会有何感受？"停顿了一会儿后，我开始抱怨天气有多不好，然后问她对我的话有何感受。

谈及你们之间发生的事情，是将注意力直接转移到此时此刻发生事情的一种途径。这种方式比谈及过去的事情或者不在场的相关人员更有效。下面是另一个例子。

> 卡琳（Karin）："有时候，我跟某人讲话时，他会把目光转向别处。也许他不喜欢看着我。一定是因为我的外貌不好看，所以别人不想注视我。"
>
> 帮助者："你注意到你刚才说话的时候，我往别处看了吗？"
>
> 卡琳："对，这就是为什么我突然想到这个。"
>
> 帮助者："你认为别人不喜欢看着你的原因是什么？"
>
> 卡琳："有时候，我会照镜子研究自己的外貌。我没看出有什么异样，但可能别人看到了一些我没注意到的地方。"
>
> 帮助者："你有考虑过问我到底看到了什么吗？"
>
> 卡琳："你的回答，我既害怕，又想听。"

如果你以这种方式谈论问题，你们双方就都能从自身的角度去思考问题，这是非常有效的。

一个关键的问题是："你设想一下，如果我……（批评你、转移目光、拒绝你）你会有何感受？"

当你与你的帮助对象互动时，你也可以使用本书中介绍的其他方法。例如，如果你想培养对方的同理心，你不应该问"如果你是你的同事，你会怎样想？"，而是问"如果你现在是我，你会怎样想？""我在听你说的时候，你有何感受？"或者"你觉得我会被你说的话打动吗？"。如果帮助对象倾向于认为他人要么极度开心，要么极度消沉，这会映射到帮助对象与你之间的关系。也许对方认为你坐在这里感到无聊，只想赶快回家，或者他认为你佩服他分享的故事，感到十分震撼和印象深刻。无论是上述哪种情况，对方都可以在当下验证自己的判断，并以更为现实的视角看待他人对他的看法和感受。

对方想从你身上得到什么

我曾提过，设想愿望可以为你指引道路。如果你问你的帮助对象现在希望你做什么，会谈的氛围就会变得更强烈。

例如，你可以问："请设想一下，我现在说什么或者做什么能让你感到很愉快？"

对方可能会建议你做一些容易做的事。例如，给他一个微笑或者保证你喜欢他。如果是这样，他大声将自己的愿望说出来将会产生积极的效果。他可能在其他的人际关系中也想这样做。

如果你拒绝做对方希望你做的事，这会使会谈笼罩在拒绝的氛围之下。对方如何看待你的拒绝？他有何感受？他是如何应对的？

对方是否属于始终寻求他人认可的人，这在他与你的关系中也是显而易见的。虽然不确定对方是否意识到这点，但你大概能从中观察到对方是否希望听到你积极的反馈。如果你告诉对方，你注意到他希望得到他人的认可，那么对方将获得重要的信息——他可以更好地理解自己有多渴望获得他人的认可，这也是导致他的人际关系出现问题的原因。

然而，这个方法也有行不通的时候。例如，当问题涉及你，那可能问题将不那么明显；对方因为太害怕而不敢展露他心中的恐惧；如果他说的不是积极、愉快的事情，那他会害怕你指责他。该方法当下可能不起作用，但随着会谈的发展，你们更加了解彼此，或者当对方准备好了，你就可以尝试使用该方法。

在多种情况下，专注于双方的关系是富有成效的

当我们把对话的焦点放在正在发生的事情上时，我们就能发现彼此的重要性或作用。大多数人不仅仅是出于习惯谈及有意义的事情。然而，这样做是需要勇气的，因为在会谈中关系过于紧密，会让人感到不堪重负，特别是如果你不习惯这样的会谈方式。通过训练，你会感到更加熟悉这种关系紧密的会谈。

作为一名帮助者，你可以开启一次会谈，并使用以下问题：

你想知道我是如何看待你以及我们的共同点的吗?

如果对方回答想,你可以问一些简单的问题。可以是你在与帮助对象一起时你的所见所闻所感。下面是一些例子:

我与你在一起时感到很舒服。

我偶尔会问,你有多理解我们的谈话。

你对我很友善。

你说话太快了,我听得很累。

有时候,你说话轻声细语。

当你分享你的工作时,我通常感到无聊。我希望你分享一些新的故事。

当你目光转向别处时,我有时候会感到不确定。

我注意到你经常弄头发。

当你谈及……时,我看到你的目光中流露出感激之情。

有时候,我听得出你的语气里带着一丝辛酸。

当你谈到他人不好的一面时,我感受到你弦外之音所传达的痛苦。

有时候，你的注视让我感到不确定。

如果你想进一步深挖，你可以接着问："你听到我这样说，有何感受？"如果会谈有成效，那么你可以继续提问或者建议对方转换角色，这样他就有机会说出他对你的看法。这种方法让你们双方都能接收有用的信息，了解双方如何影响彼此。另外，如果彼此存在误解，那你们将有机会解开误解。

本章要点：专注于你与对方之间所发生的事

如果你可以引导会谈朝着你与帮助对象之间发生的事情走，那你们之间的互动将更为紧密。

例如，如果你专注于对方的感受、动机或言外之意，那将会产生新的对话，你们之间的沟通质量将很可能得到提升。

如果你将自己代入对方的问题中，而不是仅仅听对方谈及与他人之间的问题，那你将获得更准确的信息，知道对方的问题所在。

如果你敢于告诉对方你在对话过程中的感受，那你将有机会促使双方之间的关系更为紧密，让你对双方共同经历的事情产生新的见解并将之铭记。

第十章
了解你的焦虑

你的帮助对象向你倾诉的问题或者表达的不满，或多或少包含焦虑的成分，但对方可能没有注意到他的问题与焦虑有关。许多人认为焦虑是个大问题，并且只有精神病患者才会患上焦虑症。

如果你想帮助他人应对焦虑，我建议你先充分了解焦虑。

在某种程度上，大家都对焦虑有一定的了解。最轻微的焦虑是稍微感到不安。我们都体会过神经紧绷的感觉，并会因此感到焦躁不安，或者难以获得心灵上的安宁。

下面是一系列焦虑的症状，从上往下程度逐渐降低：

- 心跳加剧

- 胸闷

- 呕吐

- 思想凌乱

- 头晕目眩

- 胡思乱想

- 频繁上厕所

- 恶心

- 腿抖

- 全身轻微颤抖

- 肚子咕噜响

- 思维混乱

- 流汗

- 坐立不安

- 躁动

- 手心出汗

- 较为紧张

- 拳头紧握

- 嘴唇紧闭

- 忐忑不安

● 难以放松

● 轻微不安

这些不是焦虑的所有症状，只是一些较为常见的症状。

不同级别的焦虑

你可能会数小时、数天或数周感到完全放松和自在，其他时间你可能感到轻微或者严重焦虑。能注意到焦虑的症状是好事，这样你能保持警惕，关注自己和帮助对象的心理状态。

当人身处逆境的时候，有些人擅长应对，而有些人会萎靡不振。大多数人对这两种情况都很熟悉。身处逆境时，我们会感到心情低落，做什么事都提不起精神；身处顺境时，我们会感到心情舒畅，对一切事物的反应都更为温和。

我的心中有一把刻度为 0 ~ 10 的标尺，当我感到焦虑的时候，我会用这把标尺快速地打分。结合我自身的经历，我将经历过的最严重的焦虑评为 10 分，将完全放松的状态评为

0 分。我衡量的不是当前遇到的问题有多大，而是我的身体对问题的反应和忧虑程度。我有多焦虑？我在多大的程度上想着危险的事和陷入忧虑？

例如，我通常会在出行前感到特别焦虑，我思索着是否要做一个重大的决定，或者是否会发生突发的状况。在临行前的几天里，我的担忧成倍增长。在这样的日子里，一个突如其来的声音都会快速转变成忧虑，我担心他人是否会就某些事情反对我。并且，这个声音会引发灾难化想法，我会怀疑他人闯入了我的世界。

我知道自己焦虑发作了，我会选择让自己冷静下来，这样对我是有好处的。例如，我在演讲的前一天会提醒自己，虽然我现在感到非常忧虑且压力巨大，但是这完全是小题大做。演讲结束后，这些焦虑和压力将减少一半或更多。

因此，在某一天里当你的焦虑成倍增长的时候，你没有必要感到特别紧张。待你冷静下来后，忧虑会随之消散。

你可能曾在夜里醒来，并忽然间感到非常忧虑，你认为自己难以掌控一切事情，你的心情会越发低落。然而，第二天天亮，你会发现昨晚如此难以承受的忧虑情绪，在问题解决后便显得微不足道了。你甚至会觉得自己当时挺可笑的，深夜躺在床上，辗转难眠，胡思乱想。

当你准备做出改变时，你也会越发感到焦虑。一切未知的事物都会加剧焦虑。例如，当我彻底意识到世界上存在更有意义的生活方式时，轻微的忧虑会在几天内成倍地增长为灾难化想法。但事后我能对此有更好的理解。这样的经历发生数次后，我学会了自我安慰。我知道，焦虑只是形成新领悟的前奏。然后，最好的应对方式是，对焦虑置之不理，将注意力放在其他事情上。我可能会在大自然中消遣时光，散步、听广播或者听有声书。

恐惧或焦虑

许多人想要区分恐惧和焦虑。恐惧和焦虑的症状很相似，但也有以下的不同点。

恐惧：对现实危险的真实看法。恐惧始终是有对象的。你会对某个具体事物感到害怕。例如：突发疾病、被解雇或者一只具有攻击性但没有牵狗绳的狗在乱跑。

焦虑：你不确定自己为何无法放松。或者你知道原因，但说不清，也许你对未知的未来感到焦虑。

事实上，人们难以区分恐惧和焦虑。不知道焦虑的原因会让人很难受，因此，我们需要将焦虑与具体的事物相关联。大多数人能快速地想到身边的事物，焦虑症状或者我们即将要做的事情，这些都能说明我们为何感到不安。这个过程发展快速，我们甚至没有注意到就过去了。例如，一开始我们感到焦躁不安，没有想到具体的事物，但不久，我们便找到焦虑的对象，也许我们担心爱人的健康，或者担忧即将出行。找到焦虑的原因能减轻我们的痛苦，也让我们找到焦虑背后的意义所在。另外，这样也更有助于我们向他人倾诉。

虽然我们认为自己有可能知道焦虑的原因，但焦虑是一种复杂的情绪。复杂意味着我们仍存在没有意识到的不安。

是与很重要的人际关系相关的事情？出现的新状况？我们是否感到压抑或者有新的领悟？我们是否需要做出改变？

人们会对现实情况感到焦虑。你快要考试了，害怕考试成绩不理想。这是对现实情况产生的焦虑。然而，有时候你会对某些事情反应过度。如果你考试前感到头晕或者心跳加速，仿佛你的健康出了问题，那也许令你忧虑的事情不仅是考试结果。

恐慌性焦虑

有些人患上非常严重的焦虑症——恐慌性焦虑，这是需要严肃对待的问题。如果你患上恐慌性焦虑障碍症，那么你将一直关注焦虑的症状，并害怕再次发作。在这种情况下，对恐慌性焦虑本身的恐惧有时候是最大的问题，这就是为什么你需要与焦虑做朋友。你越了解焦虑，就越不害怕焦虑。例如，了解身体焦虑发作的过程是很重要的。下文简单描述了焦虑发作的过程。

大自然赋予人类一种焦虑机制，即如果我们感到危险即将来临，那么身体会准备好战斗或者逃跑，除非害怕得身体不能动弹。就好像爬行动物遇到捕食性动物时假装死掉，以期瞒过捕食性动物的猎杀。

战斗或逃跑

当身体准备好做出更多的努力去应对时，我们的心脏跳动和脉搏会加快，呼吸会变得急促。我们通常会感到胸闷、头晕或者其他不适。血液会流向大肌肉群，让我们的四肢变得更加有力，准备好战斗或者逃跑。同时，血液从大脑流向四肢，使得我们难以集中注意力。另外，胃部供血将减少，使得我们内心焦虑不安、感到恶心、腹泻甚至呕吐。

当人们生活在稀树草原，被有敌意的部落或危险的动物追逐时，焦虑发作是合理的。但是现在，这种焦虑发作的过程会产生问题。例如，当你必须发表演讲时，由于焦虑导致你胃部不适，你在演讲前的几分钟里会感到恶心。然而，你知道这是焦虑发作了，焦虑仅会持续几分钟，并且你不会生病。2005年8月的经历让我受益匪浅，当时我经历了一次恐慌性焦虑。

我个人的恐慌性焦虑经历

某个周六，当时我是被誉为"丹麦鼻子"的久斯兰（Djursland）[1] 半岛的牧师。当天我的行程是主持三场婚礼和一场双胞胎洗礼。那天，我本身就已经非常疲惫了，因为我刚主持完一位年轻母亲和三个孩子的葬礼，并且前一天我还跟我的男友吵架了，我担心将双胞胎婴儿或者新郎的名字搞混了，因为有两个新郎的姓氏是相同的。

下午一点，我开始为双胞胎洗礼。当我站在洗礼池前，我不确定是否将仪式书翻到了正确的一页。我拼命地翻着仪式书，同时凭记忆念经文。突然，我的心跳加剧，大汗淋漓，双腿发软。我的呼吸开始变得不规律，我不确定自己是否缺氧了。

要不是我意识到自己焦虑发作了，我还以为我快要死了。谢天谢地，我知道这是焦虑，没有生命危险。然而，当时我感到很不舒服，并且担心自己会晕倒，我的声音变得越来越微弱。

---

❶ 久斯兰（Djursland）位于丹麦日德兰半岛东部。——译者注

但是，我还是坚持为双胞胎完成了洗礼仪式。我满身大汗，衣服湿透了，并且非常担心接下来的三场婚礼，要是当天有另一位牧师在，我就能结束当天的工作，让另一位牧师替我去主持三场婚礼。

在某种程度上，我是幸运的，因为在那个周六的教堂（教堂位于乡村偏远的地方）里，我是唯一的牧师。我觉得我是幸运的是因为经历了恐慌性焦虑后，我重新振作了起来。这一点非常重要，我没有躲避、逃离的机会。我不可能让新郎、新娘和宾客另选日子。除了尽我最大的能力完成婚礼仪式，我别无选择。

当天我主持的每一场婚礼，我的讲话都出现了问题。我的呼吸不正常，这使我无法全神贯注。我不确定自己是否出现了胸闷的症状，因为我的呼吸不均匀，所以我从深呼吸转为稍微屏住呼吸。同时，我心跳加剧，汗水如雨水般不停地滴落，我的声音变得越来越微弱。

当最后一对夫妻离开教堂时，我总算松了一口气，此时我已经精疲力竭了。我问教堂的风琴演奏员当天的感受。他说我看上去注意力非常不集中，但他想可能是当时教堂里有许多小孩的原因。

焦虑发作十分典型的特点是，亲历者认为焦虑非常严重，并放大了焦虑的威力。亲历者可能觉得自己看上去精神错乱，但其实外人几乎看不到你内心的"万马奔腾"状态。我感到很幸运，因为我知道并记住了焦虑发作的过程和感受。

在某种程度上，我当时没能离开教堂，而是迅速地返回到刺激我焦虑发作的现场是很好的。如果我选择暂停主持接下来的三场婚礼仪式，逃离现场，那么我可能真的很难重新振作起来。从那次起，我没有再经历过如此严重的焦虑，也许是因为我当时坚持回到了教堂工作。对我来说，这也说明了在人感到失去控制、如履薄冰、艰难前行的时候，实际上自己是有力量支撑意志并走下去的。

本章要点：了解你的焦虑

当了解自己的焦虑和症状之后，你就能更好地帮助他人了解他的焦虑和症状。

焦虑感分为不同的级别。有些人会经历非常强烈的焦虑，这可能是恐慌性焦虑。

当焦虑机制毫无征兆地开始运作时，我们通常觉得情况非常严重，但事实上这是错误的看法。焦虑毫无危险，并且总会过去的。

第十一章
指导他人应对焦虑

当你熟悉自己焦虑发作的过程并了解焦虑的症状后，你将更容易识别出帮助对象的焦虑症状。

对方是否变得焦虑

你可能注意到帮助对象说话的语速极快、脸色苍白、冒汗或者坐立不安。焦虑感上升暗示了焦虑背后隐藏着重要的事情，坐立不安意味着帮助对象距离对他十分重要的事情越来越近。大多数人在谈及困难或者强烈的愿望和需求时，会感到一定程度的躁动不安。

如果焦虑实在让他感到痛苦，那么他将很可能转换话题。作为一名心理治疗师，我经常指出帮助对象换了话题，并询问他是否考虑继续刚才的话题。否则，对方可能错失机会，因为他转换话题太快，以至于没能扩大自我意识，或者去注意人生阶段重要的事情。

在心理治疗以外，你应该更加谨言慎行。你可以以更自然的方式问帮助对象：看来你刚才所说的事情非常重要，如果你愿意，我们可以继续讨论这个话题。

如果你对帮助对象提及过去曾遇到的困难，这是一个很好的切入点，你可以借机转向他的优点，例如，你问他如何应对生活中曾遇到的挑战。如果你想继续谈论帮助对象的优点，那么你可以谈论相关的问题，并询问对方如何成功地解决了这些问题："你使用了什么方法成功解决了问题？"

当出现重度焦虑的时候

如果你的帮助对象害怕焦虑，那你可以从让对方了解焦虑的必要信息开始。告诉对方有关焦虑的知识，并向他推荐相关的书籍。

如果对方当时感到极度焦虑，那你可以帮助对方建立与身体的连接，这将有助于缓解焦虑的症状。你可以建议帮助对象感受呼吸的能量传输到四肢的过程，或者四处走走，将注意力放在自己脚的感觉上。对方越能建立与身体的连接，感受到的焦虑越少。

在我经历了恐慌性焦虑之后的数周里，每当我站在教坛上，我都感到一丝焦虑。我脱掉鞋子，仅穿着袜子站在教坛上，这样做会增强我抵御焦虑的能力。

当你感到焦虑时，对自己说：焦虑不是危险的，焦虑会过去的，别人看不到你内心的焦虑。这样的做法也能起到缓解焦虑的作用。

衡量焦虑或者将焦虑置于椅子上

我在前面提到衡量和追踪焦虑的重要性。问题如："焦虑按严重程度从轻到重分为 1 ~ 10 的话，你现在的焦虑是几分？"你可以帮助对方切断与焦虑之间的连接，让他保持乐观态度往前看。这就好比从他人的角度看待自己内心的焦虑。

需要追踪焦虑的另一个原因是，就算是轻微的焦虑，也能夺走对方的人生乐趣。如果他意识到自己从未有过百分百放松的状态，那他就需要他人帮助。

紧绷神经是一个坏习惯，可以通过做一些放松的运动来缓解，如瑜伽、冥想、放松操等。如果运动行不通，还可以咨询心理医生或者心理治疗师，通过调查焦虑的原因，教导帮助对象如何找到内心的安宁。

你也可以使用一把椅子，让对方想象他的焦虑在椅子上。如果他能谈及自己的焦虑，就会产生新的变化。如"焦虑，你到底想从我这得到什么？"的问题是有用的。也许当对方坐在焦虑所在的椅子上时，他可以接收到焦虑所传递的信息。重要的是，在聆听焦虑的信息时要保持开放的心态。例如，我是不是一直以来承受了太多的焦虑？或者我是否需要做出改变，变成一个我不熟悉的人？我的另一面是不是在冬眠，现在是否要苏醒过来？索伦·克尔凯郭尔（Soren

Kierkegaard）❶ 相信，如果你的生活中没有精神世界，那焦虑会发出警告，从而让你的灵魂苏醒。

切勿让焦虑掌控一切

当我们遇到可怕的事情时，我们的第一反应通常是立刻逃跑。

一位客户曾告诉我，他去参加活动，发现参与者三三两两地凑在一块聊天。他不认识任何一位参与者，感到浑身不自在，没有安全感，于是赶快离开了活动现场。然而，他在离开时改变了主意，并返回了活动现场。后来他交了几个有趣的新朋友，并感到很开心。

通常我们要为反抗焦虑付出代价，但一旦我们熟悉了新

---

❶ 索伦·克尔凯郭尔（1813—1855），丹麦宗教哲学心理学家、诗人，现代存在主义哲学的创始人，后现代主义的先驱，也是现代人本心理学的先驱。曾就读于哥本哈根大学。后继承巨额遗产，终身隐居哥本哈根，以事著述。他的思想成为存在主义的理论根据之一，一般被视为存在主义之父。——译者注

的状况，我们通常会有安全感，乐意去扩展视野或者扩大我们的选择范围。

一般来说，人们害怕未知的新事物。人会对新事物感到危险，如发表演讲或者在高速公路上开车，但只要你多练几次，便能熟悉新事物。

有些人难以说服自己尝试一些看似危险的事物。他们甚至出现名为"恐惧症"的夸张焦虑症状。一些人害怕蜘蛛、坐飞机、搭电梯、在许多人面前讲话或者约会。例如，要治愈害怕蜘蛛的帮助对象，你得让他接近蜘蛛，不断地靠近蜘蛛，并花足够长的时间反复训练，直到他感到放松为止。

你要与你的帮助对象一起，制订循序渐进的计划，并让对方逐渐靠近他恐惧的事物。例如，我们设想他害怕过桥，以下是循序渐进的计划：

来到桥的一边，观看 10 分钟行人和车辆通过桥梁。

在桥的一端走几米，然后返回原地。

带上一位朋友、两把折叠椅和一些咖啡，和朋友在桥上走几米，然后坐下来喝咖啡。

再往桥上走一点，做同样的事情，但走得更远一些。

与朋友一起通过整座桥梁。

与朋友重复几次上面的步骤。理想的情况是，每次练习间隔不要超过一周。

之后，让他在一段时间里尽量多次独自过桥，直到焦虑感减弱到一个可控的水平。

当我们做害怕的事情时，我们是在扩大行动的范围。相反，当我们逃避害怕的事情时，我们是在限制行动的范围。

让对方想象最糟糕的想法可能产生的结局

当我们想到害怕的事情时，我们通常会快速地想一些快乐的事情以转移注意力。然而，这样做反而容易让我们的思维停留在产生最大焦虑感的时刻。我们的内心可能存在可怕的情景（一个重大事故、一份巨额账单、一次离婚），这些情景在我们的潜意识停留并强化，提醒我们会有再次出现的可能性。

与尝试逃避相反的做法是直面这种可怕的想法，想象可能会产生的后果，这将有助于我们缓解焦虑。如下面的提问："你现在最害怕的是什么？"当我们与帮助对象深入探讨焦虑时，最佳的情况是，帮助他感知焦虑，之后，当你们感知得足够深入后，他的焦虑状态消散了。

案例 1 如下。

佩尔：我的公司下个月会有一轮裁员。我真的很害怕被裁掉。

帮助者：被裁员最糟糕的情况会是怎样的？

佩尔：我会感到开始与社会脱轨。

帮助者：你能想象被裁员后你最终会怎样吗？

佩尔：如果我找不到新的工作，我将在两年后依靠失业金生活，并且将失去房子。我也不确定我的婚姻能否持续下去。

帮助者：你说的是你最终得依靠失业金生活，失去房子和你的妻子。然后你会怎样做？

佩尔：然后我可能与其他无业游民一样在医院度过最后的日子。

帮助者：你认为这种情况会持续多久？

佩尔：我突然有一个想法。如果我失去了房子和妻子，我就没有任何顾虑了，我一直都想体验不同的文化。我可能会去做一名海外志愿者。（佩尔挺直身子，双眼变得炯炯有神）

帮助者：所以被裁员有哪些好的方面？

佩尔：我仍然希望不被裁掉或者如果我被裁员，我能找到一份新的工作。然而，就算在最糟糕的情况下，裁员也意味着新的机会。

案例 2 如下。

伊达：我最近难以专注。我有时会胃痛，害怕会得重病。

帮助者：你认为可能是什么严重的疾病？

伊达：我的父亲因胃癌去世了。

帮助者：我理解你为何担忧了。如果你担心的事情发生了，你最害怕出现什么情况？

伊达：我不是害怕死，我认为我死后会到一个极乐世界。我也不是害怕痛苦，我看到在医护人员的帮助下，我的父亲实际上没有太痛苦。我最担忧的是我9岁的儿子，他太可怜了。

帮助者：你能想象如果你死了，他会怎样吗？

伊达：他会非常伤心并大哭，他很可能躺在床上一直哭。我的丈夫会尽可能地安慰儿子，但他仍会悲痛欲绝。

帮助者：你认为他会躺在床上哭多久？

伊达：他会躺在床上哭几天，然后大概会起来到处玩耍。但是在数周内，他依然情绪低落，并且会躺在床上大哭。

帮助者：你可以试着想象一下，在你去世半年后，他会怎样？

伊达：我想他将恢复正常生活，但我认为他会变得更加严肃了。

帮助者：那么你想象一下5年后他会怎样？

伊达：我想他会熬过最痛苦的阶段。他的少年时期大概像我一样，傻乎乎的，偶尔让人难以忍受，但我想他会有超出他年龄的成熟感。我多希望他的心中有妈妈的新形象。呼！我感到自己可以再次深呼吸了，其实我可以接受这些想法。无论我发生了什么事情，生活都还得继续。

当我帮助他人探索最糟糕的情况时，我会想到以下问题：

当你想象最坏的情况时，事情会有多糟糕？

这种情况会持续多久？

你会怎样做？

你会熬过去吗？

如果出现最坏的情况，你能看到任何好的机会吗？

我也将这些问题运用到我的个人生活里。例如，当我害怕再次出现恐慌性焦虑时，我想到的最糟糕的情况是我会晕倒。晕倒是我无法控制的事情，没有人会因为我晕倒了而责怪我没有完成工作。例如，如果我在演讲的过程中晕倒了，大概当我醒来的时候，人们会围在我的身边并想帮助我。

在你开始让对方想象最坏的情况之前，重要的是告诉你的帮助对象，他从直面这些可怕的想法中可能得到什么积极的结论。如果没有可能获得一些好处，没有人愿意回答不愉快的问题。

另外，你要确定对方愿意并准备好回答这些问题，这一点也是很重要的。通常，回答这些问题的过程并不愉快，但会让回答者的情绪更加平静。

你要让对方知道，他随时可以拒绝回答这些问题。例如，你可以说："你不需要立即回答。你可以思考一下，过一会儿再回答我。我们也可以聊些别的事。"

一直对抗焦虑是好事吗

大多数人在生活中有一个或多个领域会任由焦虑所限，可能我们的内心没有勇气经历由于尝试新事物所产生的难受的感觉。另外，没有任何事情是永远正确的。

当去斯德哥尔摩发表演讲的时候，我提前几天到达，并且在附近走了走。我发现乘客可以乘坐厢式电梯下去搭地铁。我看到人们走进厢式电梯，消失在地下。当我想象自己走进电梯厢，全身便瞬间被恐惧笼罩。

我本来想强迫自己试试，或许我可以乘坐厢式电梯上下直到自己熟悉这种感觉。但我告诉自己："有楼梯通往地铁月台，我为什么还要去坐电梯？"如果我住在斯德哥尔摩，那我大概会做出不一样的选择。

重要的是要让你的帮助对象知道他是有选择的。尽管他害怕某些事物，但是他不需要去逃避。逃避会形成恶性循环，他的行动范围将不断缩小。相反，他可以选择挑战焦虑。

如果感受危险的回报足够大，那么对方很可能愿意接触不愉快的感受，并习惯充满恐惧的情景。你可以提醒对方，在此过程中能获得的快乐是巨大的，且远远超过所承受的痛苦。

告诉对方拥有备用计划的优势

研究你的帮助对象是否制订了备用计划。同理，当你在航行时，知道救生艇的位置将使你更有安全感，巨大的安全感源自以防计划失败而制订的备用计划。

当我远行时，我前一天晚上会难以入眠，因为我担心第二天早上起晚了赶不上飞机。我要定四个闹铃，确保自己不会睡过头。但万一我的汽车启动不了呢？因为车快报废了，所以不太靠得住。我会起床查看附近的机场大巴发车时刻表。然后我会将闹铃调早半小时，这样我就可以早点起来试试汽车，万一汽车启动不了，我还有时间打出租车转乘机场大巴。制订好这个计划后，我感到轻松多了。

你也可以建议帮助对象制订备用计划，以防原计划无法实施。他甚至可能会意识到对自责的恐惧占主导地位。因此，如果帮助对象准备了一些安慰或鼓励自己的话，那他可能会更有勇气去尝试新事物。例如，如果帮助对象邀请他人谈及他们之间的关系，但情况并非如他所愿，那他可以提前做好计划，不将结果看作失败，他可以对自己说：

这是一个不错的尝试。

失败乃成功之母。

从长期来看，还是会有好的一面。

每个人都会经历失败。

你不可能每次都成功。

这些经历对我将来是有好处的。

过了一段时间后，我会觉得那一天很可笑，也会向别人提起我搞砸了的故事。

我得有多大的勇气去冒这样的风险。当我恢复过来后，我很可能再次冒新的风险。

通过组织安慰的话语，帮助对象将用爱包围自己。他努力在自己身上搭建了一个安全网。有时候，这给予了他尝试新事物或做一个艰难决定的勇气。

焦虑也可以是一种良好品质的表现

也许你的帮助对象会尝试隐藏焦虑。当我出现焦虑症状时，我的第一反应也是隐藏焦虑。通常，我会条件反射地低下头，转身并提醒自己，焦虑是非常自然的情感，每个人对焦虑都不陌生。

有些人会比其他人经历更多的焦虑症状。这些人本身属于易焦虑的类型，或者由于创伤导致容易焦虑发作。无论出于什么原因，我们都不应该为此感到羞耻。相反，能感到焦虑是一个好的迹象，因为难以感受到焦虑的人通常最终会深陷困境之中。

当我的儿子到世界的另一端远行时，我不太担心他。毕竟他擅长应对焦虑。他不会因一时冲动或者不考虑后果去做危险的事。并且，我知道他擅长提前发现危险。容易焦虑的人敏感且自尊心强，这些人更看重做正确的事情。

本章要点：指导他人应对焦虑

让你的帮助对象掌握关于焦虑的知识。他越了解焦虑的症状和发作的过程，越能经受得住焦虑发作。

对新事物和未知的事物感到恐惧是正常的。让对方知道他是有选择的。他可以选择让焦虑限制他的生活，或者挑战焦虑，正视他所害怕的事情。

让帮助对象想象事情最糟糕的情况。就算事情发生了，人也要向前看，因为生活仍将继续。

制订一个或多个后备计划，相当于找到紧急出口和救生艇的行进路径。有后备计划是一个非常好的主意，一旦事故发生，帮助对象将冷静应对。

T PART 2
WO

作为帮助者遇到的
挑战和陷阱

充满正能量，并尽可能帮助他人，这是你在生活中能做的最有意义和最鼓舞人心的事情。然而，帮助他人也会让你感到疲惫和沮丧。保证自己不受负能量的影响，说起来容易做起来难。在帮助他人的过程中，你需要注意别掉入一些陷阱。你可能有过这样的经历，你全身心地帮助他人，完全忘记了自己的感受，后来才发现自己有多难受。或者你急切地帮助别人，消耗掉了你的大量精力，却没有注意到帮助对象在努力屏蔽你的干扰以试图保护自己。

第十二章
你是否帮过头了

做一名好的帮助者的关键在于提供适度的帮助，不多也不少，这通常是很困难的。一般最后的结果是，我们会帮过头，帮助时间过长或者给予错误的帮助。原因有几个，其中一个是帮助者自我失控了，我有时候也会出现这种情况。

有智慧和娴熟的帮助者

"帮助者必须做自己，心怀智慧，自知无知，保持松弛的状态。"牧师兼心理治疗师本·福克（Bent Falk）曾说。听起来可能简单容易，但事实上你需要持续训练才能做到这一点。

自知无知的人需要不耻下问，并以开放的姿态倾听他人的诉说。如果我们一开始认为了解情况或者自己能够解决问题，那么我们会很容易忘记保持谦逊，事实上，帮助对象都是不同的。即使我原本认为情况一定会这样，帮助对象也可能会有完全不一样的感受。

做一名有智慧和娴熟的帮助者会带来巨大的满足感。因此，大家自然希望朝这个方向努力。然而，在努力成为一名优秀的帮助者时，我们很容易将所有精力都用在此件事情上，而没有平等地对待对方，与对方建立连接。

你给予对方最好的礼物是亲密关系。当你认真倾听，对对方谈及的事情感兴趣并不从会谈中过度索取时，就会与其建立亲密关系。

你不容易始终注意到自己的自尊心使然，想要干预和控制对方。我通常是事后才注意到这个问题。首先，我感到自己有一股很强的欲望想去解决对方的问题，之后我才明白这股欲望源于我渴望让自己成为一个重要的人。

有一天，我已经成年的女儿遇到了一个难题，我向她提出了一个我自认为绝妙的建议，我甚至说服她接受我的建议。在那之后，我感到很开心和自信，然而，快乐的感觉没有持续多久。随着时间的推移，我没有收到我女儿的信息。慢慢地，我发现，我没有注意到她对我的插手干预并不是特别兴奋。我本以为自己会变成英雄，但事实上我干涉了她的生活，借此掩饰了我想要成为重要的人的需求。

也许你也曾事后才意识到，当时没有留意帮助对象的反应，因为你太想成为一名有能力和有价值的帮助者，或者你难以看到对方的痛苦。

主动伸出援手帮助他人是对的。有些人不知道如何向他人求助，或者他们也许不知道向谁求助。享受做一名重要的帮助者，或者享受真正帮到别人后的快乐感觉没有任何过错，只要帮助他人的快乐不是你唯一的追求，并且你的个人欲望不妨碍你去感受帮助对象的情绪和反应。

如果你不想因你的需求将想法强加于他人，那么你可以使用谨慎的方法，并在提供帮助前寻求对方的同意。例如：

你想听听我对你处境的看法吗？

你想知道如果我是你，我会如何做吗？

你想知道我认为你有哪些选择吗？

如果你想知道，我愿意告诉你。未必非得现在说，如果你想让我晚些说也可以。

如果对方同意谈及该话题或者愿意听取你的意见，你就要让对方知道他可以随时拒绝你的建议，例如，你可以这样说："每个人都不一样，我不确定你是否采纳我的建议。"如果对方同意继续会谈，你就可以继续提出你的看法。

富有成效的帮助也可以长期有效

共情是非常有意义的。然而，一些帮助者过度共情，没有提供实际的帮助，这些帮助者需要改变提供帮助和支持的行为方式。

下面是一些案例。

案例 1 如下。

　　如果你递给一名酗酒者一瓶啤酒，对方会感谢你。然而，如果你递给他一份芝士三明治，并谈及对方的问题，那他可能会生气。但从长期来看，你是在帮助对方戒酒。如果你的同事经常将她的问题归咎于别人，然后你对她说："你的丈夫应该做出改变。"她会觉得你是体贴的和乐于助人的。然而，如果你问："你认为你的丈夫如何看待这个问题？"这个问题有助于她从多个角度思考问题，并且更有机会将问题谈得深刻，尽管一开始她对问题的反应可能会不太积极。

案例 2 如下。

　　一位女士兴奋地描述自己如何说服了银行提高 5000 元的信用额度。从短期来看，这一举措解决了她的困难，但从长期来看，你可以预测到会发生一些不好的事情。你可能会感到你需要支持她的决定并分享她的喜悦，正如你很清楚地知道她希望你这样做。同时，你很可能会感到自己不希望她面对所做决定产生的不良后果。同时，如果你说出你的为难之处，你通常会更容易说出她不想听到的实话。

例如，你可以这样说：

> 我不是泼你冷水，但我担心……
>
> 你知道我有多希望你快乐，我也想给你一瓶啤酒。我享受与你一起饮酒的时光。但我们的眼光要放长远，关注哪些对我们是有好处的。
>
> 我昨晚没睡好，因为我有事想跟你说。我真的不希望你被拒绝。我也害怕你会生气。但你听我说……

当你说出你的内心感受时，你在对对方开诚布公，也在做一个真实的自己。

你需要以更为巧妙的方式指出对方的实际问题，而不是仅仅认同和认可他。如果你跟我一样，一旦对方生气了，你就感到不开心，那么你很可能直接满足对方的要求，而不是向他传递新的理念，帮助他成长。回避冲突的代价是你将反反复复地听到同样的问题。

　　然而，事情未必总是对的。认可他人或者给予对方渴望的啤酒，这些行为都可以视为爱。有时候，满足对方的需求，让对方有能量去改变行为是正确的。当你发现朋友遇到困难，如果你立即给予关爱，也许能帮助他度过危机，让他精神焕发。爱是我们已知的最强大的治愈能量。只有当你频繁地介入了对方面临的难题时，你才应该克制自己不去帮忙，以便你的朋友有机会学会自救。

本章要点：你可能帮过头了

人们认为帮助者是有智慧的和技巧娴熟的，这种看法是好的，并且帮助者也希望在人们心中的形象是这样的。

过分专注于在会谈中做出贡献会有损亲密感并且难以建立良好的连接。

忠言逆耳利于行，从长远来看，这有益于帮助对象，也将考验帮助者的勇气。

第十三章
你是否难以对他人说不

你很可能发现自己难以暂停提供帮助,尽管你知道暂停是最好的选择。选择暂停的原因很多,要么你已经用尽办法,要么从长远的角度看,对方自我疗愈会更有帮助。做出说不的决定需要力量和勇气。相对而言,继续会谈会更容易。然而,在帮助的过程中设定一个限度,及时将责任交回对方的手上,对会谈双方来说都是最富有成效的解决方法。

学会放手,别把责任都往自己身上揽

长期来看,成年人要对自己负责,责任与控制力是相关的。如果你倾向于承担过多的责任,那你应该要小心不要承担超出自己可控范围内的责任。如果你承担另一位成年人的责任,而对方的行动是你无法控制的,你就会多出很多不必要的麻烦。你会有筋疲力尽的风险，这最终将导致你的付出对任何人都没有好处。

身处困境的人有权做出正确的决定。例如，在不良嗜好或者紧张的人际关系中选择咬紧牙关，下决心面对困难，忍受不快或者学会放手，悲痛过后重拾自由。作为一名帮助者，你可以成为对方的陪练员，但是决定权依然掌握在帮助对象的手上。你在对方的两难抉择里面越能保持中立越好，这对你和他来说都是好事。毕竟，你们都不知道三年后的未来是什么样的，也不知道今天所做的决定到底会带来什么样的结果。成语故事《塞翁失马焉知非福》恰如其分地说明了这个事实。

一位老人有一匹稀有的白色骏马，任何路过马场见到这匹马的人都忍不住停下来欣赏。许多人尝试开价想买下这匹马，有些人还出了高价，但骏马的主人不愿意卖。

一天早上，这匹骏马突然消失了。邻居们闻讯而来，从大门一直挤到马场，并对伤心的主人说："你本应该卖掉这匹马，你原本可以赚很多钱，但现在马被偷了，什么都没了。"老人回了一句简短的话："也许吧。"

几天后，那匹骏马突然回来了。它在荒野中驰骋一番，还带了十一匹同样漂亮的马回来。邻居们又闻讯而来。"你太幸运了，"他们对老人说，"现在你不止拥有一匹马，而是十二匹马，这太令人高兴了。"老人还是回了一句简短的话："也许吧。"

不久后，老人的儿子发生了意外。他喜欢在马群里玩，直到有一匹马将他踢倒，他的腿被马踢断了。"太惨了，"邻居们说，"你唯一的儿子的腿断了，没人可以帮你分担活了。太不幸了！"

但不久后，战争爆发了，几乎所有年轻男子应征从军。其他年轻男子都参军了，除了老人的儿子，因为他断了一条腿。

从长远来看，到底什么对我或者对他人是好的？每当我想到这个问题时，我便想起这个故事。否则，我可能会完全依赖于某一种解决方案，因为我认为这是唯一可行的选择。事实上，我也不知道答案，并且我也不可能代表别人选择。未来充满不确定性，尘埃落定方知结果。

专注于对方拥有的优势

如果你在没有足够精力继续帮助他人时，仍然很难说不，那么将你的注意力转移到对方的长处或者对方人际网的优势上是一个不错的主意。如果你认为："我不帮他的话，就没有人帮他了。"那么你高估了自己，认为自己过于重要。如果你稍微拒绝给予帮助，腾出片刻空间，那么有可能其他人会不假思索地伸出援手，从而体验到帮助他人的快乐。可能因为你，某个人已准备就绪却无法伸出援手。这个人可能是拥有优势的邻居、老朋友或者家人。在任何情况下，你是唯一的帮助者这样的想法，都值得你重新思考。

当对方心情低落时，如果你难以想出到底如何做才好，尝试回答以下几个问题：

> 这是因为我是一个坏朋友吗？
>
> 我为他做的还不够吗？
>
> 我应该弄清楚他好不好吗？
>
> 如果他现在感到被抛弃，我会失去他吗？

如果让我回答以上的问题，我会陷入自我消耗，不能自拔。因此，通常关注对方的优势会更好，例如：

我的朋友需要运用哪些技巧才能心情好转？

此刻他有机会学到什么？

在这种情况下，他可以使用哪些优势？

尽管你已经没有精力或者无法继续提供帮助，但你仍倾向于告诉你的朋友："我能如何帮助你？"那么我建议你不要这样说，换一种方式说会更好，如下面的例子：

你怎样做才能让心情变好？

你的一生中克服了许多困难，我相信你这次也会找到恰当的解决方案。

如果你认为我能做些什么帮到你，我希望你能告诉我。

尽情哭吧，你需要大哭一场。

提醒帮助对象，痛苦是人生的一部分，痛苦不一定是某个人的错。经历人生中的黑暗时刻不是在浪费人生。通常人会在黑暗时刻成长，学会感恩，将来的某个时刻他会感谢这段成长经历。逆境赋予人成长的机会。相比大多数情况下是顺境的人，承受众多打击的人通常具有更大的人格潜力，拥有更令人兴奋和更细致的个性。因此，如果你未能保护你的亲朋好友免受生活上的打击，那你也可以为他们获得成长的机会而高兴。

切勿让愧疚感控制了你

如果你难以拒绝对方，可能是因为你容易感到愧疚。就算你知道对你或者对他来说，拒绝是最好的方式，你也可能因拒绝他而感到愧疚。

愧疚包含多种不同的感受。以下是最常见的感受：

害怕他人生气和拒绝。

生自己的气。

感到难过。

下面是一些案例。

汉妮的母亲患上了抑郁症。她想让汉妮陪她生活几天，但汉妮拒绝了。汉妮的自责中包含恐惧，她害怕她的母亲会因这事而生气。汉妮是一位需要上班的少女妈妈，她也生自己的气，并因没法陪在母亲身边而感到沮丧。面对现实情况，汉妮也因生活中各种限制以及母亲有限的条件而感到伤心。

苏菲还有 15 分钟就下班了，她接到了一位心情不好的用户的电话。苏菲没有能力帮助这位用户解决问题，虽然这位用户在哭并且生气，但是苏菲依然坚持让对方改天再致电。当苏菲回到家后，她感到愧疚，她担心这位用户向她的老板投诉。苏菲因自己缺乏同理心而感到生气，并且她也感到伤心，因为她未能成为别人心中完美的帮助者。

恐惧、伤心或生闷气的程度因人而异，因情景而异。

我在前文中提到了塞西莉的例子，如果塞西莉停止接收她丈夫的不停抱怨，并告诉她的丈夫，她每周只听一小时他抱怨的事情，那么她的丈夫可能因遭拒绝而感到伤心或者生气，塞西莉可能会感到愧疚，她的愧疚里包含以下因素：

50% 的伤心（因汉斯心情不好）。

20% 的生自己的气（因为她没有能力帮助汉斯脱离痛苦）。

30% 的恐惧（担心汉斯身体上或者情感上疏远她）。

塞西莉首先要尝试的是拒绝。掌握拒绝之道，意味着经受住拒绝后的愧疚感，这样她才能坚定自己所做的决定。

学会包容自己，消除愧疚感

你需要避免产生愧疚感。假设你没有能力帮助别人，但你依旧伸出援手，通常这样做会让帮助对象感到短期的快乐。然而从长远来看，这样做对他是没有帮助的，另外，这对你们双方之间的关系也毫无益处。

幸运的是，我们还有另一个选择。我们可以通过训练接纳愧疚感，而不是选择补偿、帮助或者讨好对方以便让事情尽快得到解决。

当你感到愧疚时，你可以像塞西莉一样，区分三种情绪，甚至可以尝试给每种情绪写一个百分数。例如：恐惧50%、生气 10% 和伤心 40%。

写百分数是远离这些情绪的一种方法，并从好奇心的角度去分析这些情绪，而不是一直内耗，直到愧疚感消失。

正如我在应对焦虑的章节中所阐述的，当你正视你所害怕的事物后，新的机会将会产生。如果你学会拒绝，能够容忍对他人生气所产生的恐惧，并反复训练，那么你将懂得虽然愧疚感是不愉快的，但天不会塌下来，生活仍将继续，你的内心世界将获得新的自由。

一些人不害怕别人生气或拒绝，他们能更好地根据自己的价值观而不是别人的期望行事。如果你能包容他人偶尔对你失望，那你将获得内心的自由。本·福克（Bent Falk）是牧师和丹麦心理治疗师协会的认证心理治疗师❶，他将愧疚感称为"存在主义增值税"。有时候我们支付"存在主义增值税"，让我们受内心世界的支配，而不是受别人的期望支配。

有时，你的帮助对象会对你感到失望，这可能是因为你听到了自己的内心想法，承认自己的局限，并选择遵从你的内心感受。也可能是因为你听到了自己的价值观——不应该帮过头，否则对方会依赖你。

塞西莉第一次拒绝她的丈夫汉斯时，她可能感到不安全，并且胡思乱想，难以入眠。然而，当塞西莉踏出第一步之后，她以后每次挑战自己的极限也会变得更容易，最终她拒绝别人时不会感到别扭和不自在。尽管看到汉斯因被她拒

---

❶ 要成为丹麦心理治疗师协会的认证心理治疗师，必须完成四年正规的心理治疗师教育，并符合一系列基本教育和工作经验的要求。丹麦心理治疗师协会的认证心理治疗师是一个含金量高的头衔，意味着治疗师拥有扎实的专业教育基础、丰富的经验和卓越的能力。——译者注

绝而心情低落，但是她的选择对己有利，对双方之间的关系有利，从长远来看，也对汉斯有利，尽管现在汉斯未必能意识到。如果塞西莉能想到这些，对她来说也是有帮助的。

本章要点：你是否难以对他人说不

　　遇到困难的人有能力做出恰当的决定。如果你承担了过多的责任，并且对他的生活没有产生相应的影响，你就应该停止帮助。

　　当你感到愧疚时，你会去做许多最终对你们双方都没有帮助的事。解决方法是学会接纳愧疚，而不是任由愧疚消耗自己。

　　有时候，担心没有其他人可以帮助帮助对象是言过其实。

　　专注于帮助对象拥有的优势可以增强他的信心，也能让你更容易拒绝他。

第十四章
你是否不敢施以援手

　　你不敢伸出援手的原因有很多。也许你害怕人们认为你自以为是；也许你认为可能有其他更亲近的人会帮助对方；也许你缺乏精力。这样做的结果是，对方感到不受重视或者没有人爱他。有一天，事情为时已晚，你错失了帮助对方的良机，错过了帮助他人的快乐，但当初如果你花几分钟帮助对方，他的心情会变好。

　　这里有几个针对不同情况的建议，你可以采取相应的措施。

有其他人提供帮助吗

　　你可以深入调查情况，并在调查的过程中送给对方一份"礼物"。"礼物"指的是让对方知道你重视他。我们都知道，当人获得别人的重视时，这是非常鼓舞人心的事。

你可以使用以下方式将这份"礼物"送给帮助对象：

我能看到……
- 你正在经历一段困难的时光。
- 你有很多需要努力应对的事情。
- 你正在被某些事烦扰。

很自然的，接下来你会问道："有人帮助你吗？"

人们认为没有朋友是丢脸的事，许多人在遇到这种情况时会尝试隐瞒真相。因此，当他们身处困境时，别人认为他们有许多朋友可以提供帮助，但事实上是没有的。

如果对方回避你的问题，你可以伸出援手并腾出时间。例如："如果需要我帮忙，请告诉我。你可以思考一会儿后再回复我。"你可以提供具体的指引，让帮助对象更容易回复你。例如："你可以给我发个信息，然后我们安排个时间见面并聊一聊。"

适度和有限的帮助

精力有限是不提供帮助的一个很好的理由。当你精力有限时，你提供了口头上的鼓励，但没有能力建立亲密的连接，这种帮助方式通常效果甚微。同理，你在劳累的情况下，可能成为过度积极的帮助者，但无法建立良好的连接和亲密感。

值得思考的是你是否像其他人一样，误以为要么不帮忙，要帮就帮到底。就好像你与帮助对象聊天，谈话必须持续下去，直到对方心情变好。事实上不是这样的，有时候简短的会谈也是有效的。

如果你没有精力伸出援手，那么你可以停下手头的工作，真诚地看着对方说："我感到你需要帮助。"然后你可以继续说，"我无法提供更多的帮助，但我想告诉你可以从哪里获得帮助。"

有些人不知道自己需要帮助，或者他们一无所知，不敢伸手求助。有些人认为困难微不足道，不需要麻烦别人，但事实上，他们遇到的困难比他们想象的更严重。你看出对方需要帮助有助于增强对方伸手求助的欲望。

提供具体信息也非常有帮助。你可能认为每个人都能想出具体措施，但事实并非如此。不是所有人都可以想到，并且有些人可能完全没有想过。例如：

可以预约一次和医生的面谈。

推荐一位心理医生。

所有谈话内容是保密的。

如果首次见心理医生没有效果，那你可以选择不再去见这位心理医生。甚至，你跟这位心理医生见面 10 分钟后，如果认为不合适，也可以停止会谈，然后选择另一位心理医生。

你可以申请探访朋友（通过红十字会、长者案例、心理疾病患者联合会）。

在脸书❶上的群组可能存在有相同问题的人。

就我个人来说，我曾用 20 分钟的电话通话改变了一位同事的一生。我们通话的时候，我大多数时间是倾听他讲话。我对他说："听下来你的问题非常严重。你不应该自己处理这个问题。如果你去看医生，他可能向你推荐一位心理医生。你与心理医生面谈后，我保证你的心情会变好。"我的同事采纳了我的建议。现在，他过着一种完全不一样的生活，享受美满的人生。每当我回想此事，我感到那 20 分钟的通话产生的回报相当于数千倍的快乐和能量。

---

❶ 脸书英文名为 Facebook，美国互联网公司，创立于 2004 年 2 月 4 日，总部位于美国加利福尼亚州门洛帕克，2021 年 10 月 28 日，Facebook 宣布改名为 Meta。——译者注

本章要点：你是否不敢施予援手

　　缺乏精力可以是使你自己不深度介入帮助任务的好理由。然而，几分钟的帮助也是有效的，可能为帮助者和帮助对象都带来快乐。

　　我们可能不确定帮助对象是否得到别人的帮助。

　　帮助对象可能不知道去哪里寻求帮助。

第十五章
关心你自己

　　你可能曾经历过度消耗自身能量去帮助他人，忘记照顾好自己的情况。你也可能希望自己从生活中沉重的部分抽离出来，享受自己的时间。从短期来看，这不是坏事。然而，如果你长期过度消耗自己去帮助他人，忽略自身需求，便会产生负面结果。总有一天，你的能量会燃烧殆尽，或者你的帮助对象会抱怨难以感受到你的亲密感。

　　如果你能在关爱自己和帮助他人之间取得平衡，那么你的人生在未来开出快乐之花的机会将会提高。

无法承受帮助对象的言语和感受

　　我们使用全部感官去感受帮助对象的情绪。使用开放式的身体姿势和眼神是有好处的。然而，你也需要与他保持一定的距离，以免淹没在他的负面情绪里。

当帮助对象不愉快的真实情况对你造成压力时，我建议你拉开与他之间的距离，或者不完全使用开放式的身体姿势，以便你能更好地分出一些注意力关心自身的感受。你与你的帮助对象面对面就座的方式不一定是最佳的会谈坐姿，你可以尝试坐在他的旁边或者以对角线的位置斜向对坐。在某种程度上，斜向对坐的感觉将使得你有更大的自由注视其他地方。

当你转移目光或者眼神往下看时，你的身体发出的信号是，你的注意力转向内在。人有 80% 的表达是通过眼睛接收的，而强烈的眼神接触包含强大的信息流。当你感到快要接近接收信息的极限时，如果你想保持认真倾听的状态，重要的是你要严肃对待你的极限。允许自己在有需要的时候收回与帮助对象的眼神接触，这时候他可能会出现沮丧情绪，你需要训练自己包容随之而来的愧疚感。如果帮助对象不愿意与眼神往下看的人讲话，可以让他休息一会儿，直到你准备好继续会谈。良好的连接包括领会情绪、保持眼神接触和断开眼神接触。你越能允许自己断开与对方的眼神接触并随后继续会谈，你们的连接会越紧密，而且你能更好地保持你的精力。

在会谈的过程中将注意力在你和帮助对象身上来回切换。你注视着你的帮助对象，倾听他的言语并感受他的情绪，然后你将眼神从他身上移开，转而感受你自己的情绪。当你坐在椅子上倾听对方的倾诉时感到舒服吗？你有什么感受？你感到你的身体有什么反应？

只有会谈双方在一个良好的思维状态下才能产生好的连接。

当你的帮助不起作用时

无论你经历过多少次训练或者如何尽力帮助，你都无法达到 100% 的成功率。帮助效果未能如愿的原因有多个。这些原因与帮助者没有太大的关系。

下面列出了一些原因：

你的帮助对象从遇到的问题里获得了许多有利条件，他不敢轻易放手。

你的帮助起到的作用不是最佳的。

在明显的问题背后存在巨大的创伤，需要先进行创伤治疗，然后再解决问题。

你与你的帮助对象关系太亲密，他害怕告诉你所有事实后会失去你。

对方遇到的问题复杂且涉及的范围很广，需要的帮助超出了你的能力范围。

在治疗结束时，我通常会问客户接下来是否需要多进行几次面谈。如果对方愿意，那么他就有机会尝试与不同的治疗师面谈。每个治疗师都有各自的优势和短板。可能另一位治疗师会为他提供不同的或者额外的见解。

有时候，你的帮助不起作用，其中有些原因与你有关。例如，出于需要认可的心理需求，你专注于从对方的眼神中寻找感激之情，而忽略了他的真实感受。

你对认可的心理需求决定了你掉入此陷阱的容易程度。如果我们在童年没有得到足够的认可，那我们可能会拼命地从其他地方获得他人的认可。

如果你发现自己因上述原因或其他原因犯了一个错误，重要的是鼓起勇气形成自我保护机制，并充分认可你自己：

> 因为你发现了问题所在。
> 因为你敢于诚实地面对你的缺点。
> 因为你的本意是好的。
> 因为你努力让对方心情变好，尽管你犯了一个错误。
> 虽然生活不容易，但你还是挺过来了。

你越认可自己，就算是一些细微的事情，你越容易避免掉入从他人身上寻求认可的陷阱。

希望获得回报

如果你的伴侣或者与你关系亲密的人遇到困难，那将你的个人需求和愿望放在次要位置上是一个好主意，你将向帮助对象提供帮助和空间，让他度过困难时期。另外，这也有助于对方重获能力，去维系一段相互帮助、有来有往的友谊。

问题是，如果情况最终形成一种潜意识的方式，也就是说，你不断施以援手，不断克制你的需求和愿望，忽略你内心深处的需求，久而久之，你会变成需要帮助的一方。

如果你意识到你的帮助是基于维系一段有来有往的友谊，那么确认这个想法是现实可行的是非常重要的。你是否有具体的数据支撑你的想法？认为你的帮助对象将来有一天心情会变好，有能力维系一段和你有来有往的友谊？你可以考虑询问你俩都认识的人。否则作为局内人，你会难以评估一段亲密关系。

如果你没有具体的信息支撑你的想法，那么放手是一个好主意。如果对你来说，一段有来有往的友谊是很重要的，那么你可以从其他渠道获得帮助他人的回报。你也可以维系你与帮助对象之间的友谊，继续帮助他，并享受帮助他人所收获的意义和快乐。如果你帮助他人是因为能从中获得快乐，而不是你想得到什么回报，那么维系你与帮助对象之间的友谊将会减少你的沮丧情绪。

做一名好的倾听者

如果你经常倾听别人的倾诉，那么重要的是你将有机会分享你帮助他人的经验、你总结的最佳的帮助方法和如何关爱自己的措施。

如果你是一位职业心理咨询师，那么你将在工作中获得所需的指导；如果你不是职业心理咨询师，没能获得专业的指导，那么你得确保从其他渠道获得必要的帮助。如果你与帮助对象不是亲戚或朋友，那你可以偶尔咨询心理治疗师或心理医生。你也可以加入相关的群组，群组成员之间可以相互支持和鼓励。

作为帮助者，你可以在帮助他人的过程中得到其他人的反馈，从而反思自己的行为，这将有助于你增强自己的帮助能力，你也能更快速和更准确地决定何时介入、何时克制。你会看到你帮助别人的成功率提高，更容易推进会谈的进程，并且帮助别人的过程也会更有趣。

有勇气捍卫自己的权利

你越了解你自己，并敢于做自己，你就越容易向世界表达自己，而且你也越容易成为一名优秀的帮助者。

每个人都有各种各样的情绪。一开始你可能不喜欢作为帮助者所出现的情绪。例如，心中暗喜："幸好不是我。"然而，这种感觉完全是合乎情理的，你也可以将它称为感激。帮助他人其中一个额外的好处是，你不断被提醒——所有这些问题你都没有遇到过。帮助者在不提供帮助的时间里会感到疲倦，希望帮助对象自己振作起来，坚强地往前走。如果你感到疲倦，并且不想再听下去了，这也是完全合乎情理的。如果你有这样的感觉，你应该休息一会儿，去度假或者获得更多心理会谈上的指导。

我经常被问到做什么才能不被他人的情绪和心情所影响。你对你的情绪和直觉有信心，会让你更容易保持与自己的连接，同时也保持与帮助对象之间的连接。如果你不确定你内在的真实感受或者感到羞耻，你会让帮助对象的真实问题有机可乘，占据你全部的注意力。你与自己内心建立的连接越紧密，对方宣泄情绪对你的影响越低，否则你会用你需要被认可的需求"淹没"他。

参加心理治疗或者自我提升团队培训是非常有价值的。个人工作会让你更深入地了解你自己，并学会控制和关心你在生活中的各种表现，这对你想成为一名优秀的和包容的帮助者，推动自己做到平衡自身与对方的感受有帮助。

本章要点：关心你自己

作为一名帮助者，关心自身的需求和感受也是很重要的。

如果帮助对象的情绪很容易让你不堪重负，你可能需要经常把目光移开一点。

当你发现你犯了一个错误时，爱自己显得特别重要。认同自己，善待自己。

参加指导培训组或者自我提升团队培训，分享你的想法和顾虑是非常有价值的。

如果你很了解你自己、关爱自己，那么你在帮助他人的过程中就会把握分寸，并采取恰当的方式。另外，你因帮助他人而感到精疲力竭的风险就会大大降低。

后记
世界需要你的帮助

世界上有许多人希望以让生活更有意义和更有影响力的方式行事，实现这一点的方式多种多样。有些人通过创造性活动或者音乐来表达思想和情感，为世界带来欢乐和精神力量；有些人通过解决实质性问题来帮助他人；有些人通过会谈的艺术来帮助他人。

我希望你使用本书中的方法去帮助他人，并产生更多富有成效的结果。同时，我希望你能更多地意识到自我洞察力、关爱自己和倾听身心需求的重要性。

世界需要你的帮助，你不是孤单一人。世界上有许多助人为乐和拥有巨大影响力的人，你不需要独自承受一切。

尽绵薄之力，享受你的工作与生活。